中国医学临床百家·病例精解

U0289012

山西医科大学第二医院

神经内科 病例精解

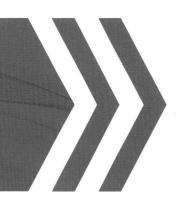

总 主 编　李　保　赵长青
主　　编　李东芳
副 主 编　薛国芳　薛村水
编　　委（按姓氏音序排列）
　　　　　曹丽君　冯　鹏　高慧中　郭　慧　李　满
　　　　　连　霞　吕敏丽　孟鹏飞　裴宇恒　张春艳
　　　　　张晓敏　赵　阳　赵佳佳

科学技术文献出版社
SCIENTIFIC AND TECHNICAL DOCUMENTATION PRESS
·北京·

图书在版编目（CIP）数据

山西医科大学第二医院神经内科病例精解/李东芳主编. —北京：科学技术文献出版社，2021.4

ISBN 978-7-5189-7611-9

Ⅰ.①山…　Ⅱ.①李…　Ⅲ.①神经系统疾病—病案—分析　Ⅳ.①R741

中国版本图书馆 CIP 数据核字（2020）第 268181 号

山西医科大学第二医院神经内科病例精解

策划编辑：胡　丹　　责任编辑：胡　丹　　责任校对：张永霞　　责任出版：张志平

出　版　者	科学技术文献出版社
地　　　址	北京市复兴路 15 号　邮编 100038
编　务　部	（010）58882938，58882087（传真）
发　行　部	（010）58882868，58882870（传真）
邮　购　部	（010）58882873
官方网址	www.stdp.com.cn
发　行　者	科学技术文献出版社发行　全国各地新华书店经销
印　刷　者	北京地大彩印有限公司
版　　　次	2021 年 4 月第 1 版　2021 年 4 月第 1 次印刷
开　　　本	787×1092　1/16
字　　　数	97 千
印　　　张	8.5
书　　　号	ISBN 978-7-5189-7611-9
定　　　价	78.00 元

序

　　医疗技术的突飞猛进和交叉融合给健康带来了福音，大数据和人工智能的开发利用把医疗技术推向一个以往难以企及，但如今却可能成为现实的时代。随着这些新理念、新技术的落地，医疗健康日益受到人们的重视。毋庸置疑，这些技术都是借助医务人员的智慧与汗水，通过一个个具体的案例完成的。如果能把这些案例加以归类、总结、提炼和升华，那么这些案例将不再仅仅是存在于医院病案室的档案，而是可以借助出版平台进一步传播，让更多的临床医师快速掌握疾病的诊疗思路、提高诊疗水平的阶梯。如此，原本局限于某家医院某个科室的一个案例，完全有可能通过多层次大范围的链接，延伸为可供临床借鉴和参考的范例，最大限度地发挥其示范效应，最终使患者获得最大的受益，即临床治疗的效果。这一实践也正好符合分级诊疗和医疗资源下沉的顶层设计。

　　随着诊疗技术的发展和对疾病诊疗精准化的要求越来越高，专业的划分也越来越细，因此一本书中难以包罗万象。我们以丛书的形式，将临床多个学科的案例进行分门别类的梳理，以便最大限度地展示相关学科精彩纷呈的工作。阅读这套丛书，读者会从另一个侧面感受到医务人员鲜为人知的故事，比如为了开展一项新技术，如何呕心沥血，千里迢迢甚至远涉重洋，学习交流取经；为了治疗一种复杂疾病，如何组织多学科协作公关等。有时风平浪静，有时惊涛骇浪，无论遇到什么情况，作为实施医疗工作的一线人员，总是犹如千里走单骑，又犹如弹奏钢琴曲，可谓剑胆琴心。

这套丛书的一个亮点是按照病历摘要、病例分析和病例点评的编排体系，把每个病例按照临床实践中三级医师负责制的实际工作场景真实地予以再现，从中可以看到专业理论、医疗技术、临床思维有机结合的精彩画面。这样编排的好处是有利于临床医师和有一定文化背景的非专业人士，对某一疾病透过现象看本质，从疾病的主诉入手，利用现有的和可以进一步检查得到的资料，由浅入深，由此及彼，最终获得规律性的素材，据此抽丝剥茧，通过逻辑推断，获得正确的认识和结论，即临床诊断；接下来进行相关的个性化治疗，为广大患者造福。可以毫不夸张地讲，疾病诊断和治疗的过程有时候丝毫不亚于福尔摩斯对复杂案例的侦探和破解。

值此山西医科大学第二医院百年华诞之际，我们策划出版《山西医科大学第二医院病例精解》系列丛书，通过病例这个媒介，记录下我们医院百年来各科室的优秀学术思想和成果。如果把一个个的案例比作鲜花丛中的一朵朵蓓蕾的话，那么该系列丛书必将喷薄出醉人的芳香，将为实现人人健康、全民健康、全程健康的顶层设计做出贡献。

李保 韩清华

二〇一九年一月十九日

前 言

随着社会的进步，人们生活水平的提高，疾病谱也发生着巨大的变化，神经系统疾病对人类健康的影响凸显。神经系统是人体结构最精细、功能最复杂的系统，支配全身各器官、组织，因而神经系统疾病的突出特点就是症状繁多、病因复杂、与其他各学科之间多相互渗透和交叉，但同时又具有一定的规律和独特的诊疗模式。基于此，神经科医师必须具备扎实的医学理论基础知识和丰富的临床经验，以及缜密的逻辑推理和综合分析能力，以应对临床各种多变的病症。

《山西医科大学第二医院神经内科病例精解》精选了我科近年来诊治的具有代表性的病例，包括常见的典型病例、疑难病例和部分罕见病例，在编写过程中力求将当时诊治过程的思路展现出来，通过总结病史特点、定位诊断、定性诊断、鉴别诊断、诊疗体会、专家点评等内容，体现每个病例的特殊性，或示教作用，或警示作用，或有拓展诊疗思维作用，以期从不同角度、不同层次对广大神经科及相关科室临床医师的临床工作有所帮助。

因时间紧，病例资料收集过程烦琐，可能部分资料欠详尽，存在很多不足之处，望大家见谅，也欢迎同道们提出宝贵建议和意见，以便进一步改进和完善。

感谢为编写付出的所有编委！

谨以此书为我院百年华诞献礼！

李东芳

2019 年 12 月 21 日

目　录

001
发作性睡病

病历摘要

患者，男性，20岁，主因"日间嗜睡7年，伴阵发性全身无力2年余"入院。

[现病史] 患者7年前无明显诱因出现日间嗜睡，以早餐后1小时内及在学校上课期间最为明显，每次持续约30分钟，无兴奋、躁动、冲动等精神症状，日常生活中偶有不分场合、不合时宜的难以抑制的发困，未予重视。2年前出现情绪激动后全身无力的状态，发作时姿势难以维持，偶有一侧肢体抖动及猝倒发生，整个过程持续数秒后可自行缓解，不伴头晕、意识障碍、抽搐、尿便障碍等症状。患者平素睡眠质量差，有鼾声，夜间频繁觉醒，晨起自觉不解乏，有时还会出现一过性全身无力，伴记忆力减退。否认睡

前幻觉。5 年来就诊于多所医院，曾被先后诊断为"癫痫""脊髓缺血性疾病""睡眠呼吸暂停综合征""心因性因素"等疾病，接受多种相应的治疗无果。

［既往史及个人史］　无特殊。

［家族史］　否认家族中有类似表现的患者。

［查体］

（1）一般检查　生命体征正常稳定，心、肺、腹（－）。

（2）专科检查　神经系统检查无阳性体征。

（3）辅助检查　①头部磁共振成像（magnetic resonance imaging, MRI）：未见异常。②心电图：心率 56 次/分，心电轴不偏，大致正常。③腹部彩超：脂肪肝，胆、胰、脾未见明显异常。④短程脑电图：未见异常脑波。⑤多次小睡潜伏期试验（multiple sleep latency test, MSLT）：睡眠潜伏期平均值为 1.6 分钟；快速眼动（rapid eye movement, REM）睡眠潜伏时间平均值为 3.5 分钟；REM 期频次为 3 次；发生 REM 期的小睡次数为 2 次。

［诊断］　发作性睡病。

［治疗］　与患方做好沟通工作，选用药物进行对症治疗，如针对日间过度嗜睡的兴奋剂或治疗猝倒、睡眠瘫痪的三环类抗抑郁药等。向患者充分解释疾病的性质，使其认识此病是一个良性过程，不会发展得更为严重；建议患者注意自身安全，避免从事开车、高空作业、游泳等危险的活动；给予患者睡眠卫生指导，调节生活节奏，建议按时午睡等。

🔬 病例分析

发作性睡病是一种多在青少年时期起病且持续终生不加重的慢

笔记

性睡眠障碍性疾病，有报道称本病发病年龄 10～30 岁，5 岁前发病少见，男性居多。目前认为其发病与遗传因素具有相关性。

2015 年《中国发作性睡病诊断与治疗指南》指出发作性睡病的典型临床表现为"三联征"：日间发作性过度睡眠、猝倒发作、夜间睡眠障碍，其中夜间睡眠障碍包括睡眠瘫痪、睡眠幻觉、夜间睡眠中断、觉醒次数和时间增多等，"三联征"往往是随着病程进展先后出现，甚至可以相隔数年时间，故发作性睡病临床表现多样，随着发作次数的增多，患者的主诉及临床表现也会发生变化，给诊断带来一定的困扰。就本病例而言，最早的表现是 7 年前，即患者 13 岁时出现的日间发作性过度睡眠，当时家长认为孩子是厌学、青春期叛逆未予重视，因其发作性特点，不了解发作性睡病的医师会首先考虑"癫痫"；2 年前随着疾病的发展，又出现了猝倒现象，多数由情绪诱发，又被误诊为"心因性因素""晕厥查因""脊髓缺血性疾病"等，直到此次来我院就诊，在仔细询问病史后，行 MLST 检查，结合日间发作性过度睡眠、猝倒发作、夜间睡眠障碍"三联征"的临床表现，最终确诊为发作性睡病。

关于本病还需要了解几个相关概念。①嗜睡发作：白天睡眠突然发作现象，其特征是反复发作的打盹、小睡或短时间的睡眠间隔（常短于 1 小时）。②猝倒发作：多由情绪因素突然诱发，抗重力肌肉几乎都会受累，导致患者瘫倒；呼吸和眼部肌肉不受影响；经常伴随言语含糊和缄默。③睡眠瘫痪：睡眠刚开始或睡眠结束后持续数秒或数分钟的一种简短的、无力进行随意运动的情形，此时患者意识虽然清醒，但全身无力或不能活动。④睡眠幻觉：入睡时或将醒时存在异常的听觉或视觉感知，这些幻觉经历往往是不愉快的，常是复杂的、生动的和梦一样的经历。上述 4 种特异性的描述中，白日嗜睡发作是最基本、最常见的首发症状；睡眠瘫痪和睡眠幻觉

笔记

可发生于 33%～80% 的发作性睡眠患者，但往往得不到患者的重视，叙述病情时易被忽略，这是需要医师注意并主动追问患者的地方。

MLST 是发作性睡病的特异性辅助检查，一般认为正常人的睡眠潜伏期应在 10 分钟以上，如平均在 8 分钟以内属于病理性的；小睡中出现 REM 期且在睡眠起始 15 分钟之内（正常人在睡眠起始后 90 分钟左右出现），被认为是一次起始于 REM 期的睡眠。如果在 MSLT 中有 2 次以上起始于 REM 期的睡眠，而且整夜多导睡眠图又排除了可引起嗜睡的其他疾病，则可以确诊为发作性睡病。

诊断时还要注意排查有无可解释日间过度睡眠的基础疾病或神经疾病，排除其他睡眠障碍、药物或物质依赖的情况。

病例点评

本例是临床表现、病程及辅助检查结果均很典型的发作性睡病病例，因为主诊医师对该病有一定的认识，所以直奔主题，诊断显得相对容易。而正是由于某些医师对该病认识不足，使得患者院前数年时间里得不到正确的诊治。"病例分析"中对为什么早期容易引起误诊进行了分析，这是我们在临床实践中应注意的地方。

参考文献

1. CHAKRAVORTY S S, RYE D B. Narcolepsy in the older adult: epidemiology, diagnosis and management. Drugs Aging, 2003, 20 (5): 361－376.

2. WU H, ZHUANG J, STONE W S, et al. Symptoms and occurrences of narcolepsy: a retrospective study of 162 patients during a 10-year period in eastern China. Sleep Med, 2014, 15 (6): 607－613.

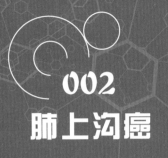

002
肺上沟癌

📋 病历摘要

患者，男性，36岁。主因"左肩背部疼痛6个月，左上肢麻木疼痛、左眼裂变小3月余"入院。

[现病史]　患者6个月前出现左侧肩背部外侧疼痛，呈持续性针扎样痛，3个月前左侧肘后亦出现同样的疼痛症状，初为间断性，后变为持续性，数日后又陆续出现左上肢前内侧麻木、酸胀感、左眼裂变小、自觉左侧面部较右侧少汗。辗转于多家医院，先后行头部CT、心脏彩超、眼肌及双上肢肌电图（electromyogram，EMG）等检查未见异常，按"关节炎""脑梗死""神经根型颈椎病"等疾病给予相关治疗无果。病程中无皮肤疱疹，无头晕、头痛、视觉异常、口角歪斜、言语不利、吞咽困难等，无肢体无力及抽

搐。自发病以来，精神、食欲、睡眠欠佳，大小便正常，体重减轻 10 余斤。

[既往史及个人史]　无特殊。

[查体]

（1）一般检查　心、肺、腹（－）。

（2）专科检查　神志清楚，言语流利。左侧眼球内陷、瞳孔直径 2 mm，左侧瞳孔直接、间接对光反射弱；右侧瞳孔直径 4 mm；调节反应存在，眼姿正常，眼球各向运动充分，眼震（－）。左侧面部较右侧少汗，双侧额纹、鼻唇沟对称。悬雍垂居中，咽反射（＋），伸舌居中。四肢肌力 5 级，肌张力正常，腱反射（＋＋），指鼻试验稳准，闭目难立征（－）。双侧巴氏征（－）。脑膜刺激征（－）。

（3）辅助检查　①心电图：窦性心动过速，心电图大致正常。②红细胞沉降率（erythrocyte sedimentation rate，ESR）：80.00 mm/h。③D 二聚体：496 ng/mL。④颈椎 X 线（院外）：颈椎退行性变。⑤头部 MRI：未见明显异常；大枕大池；右侧乳突区异常信号影，乳突炎可能（图 2-1）。⑥颈椎 MRI：颈 3～4/5～6 椎间盘膨出；胸椎周围异常肿块影，建议进一步检查分析（图 2-2）。⑦胸部 X 线：左肺尖片状均匀增高密度影。⑧胸部计算机断层扫描术（computer

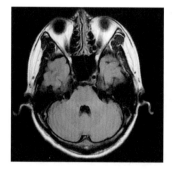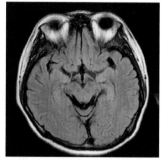

图 2-1　头部 MRI 未见明显异常

tomography，CT）：左肺尖软组织肿块，伴椎体骨质破坏，考虑肺上沟癌，左肺下叶结节性病变，转移瘤不除外（图2-3）。

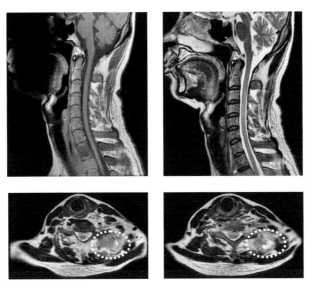

图2-2 颈椎 MRI 显示颈3~4/5~6椎间盘膨出；胸椎周围异常肿块影

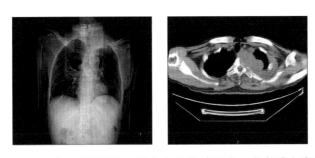

图2-3 胸部 CT 显示左肺尖占位并肺不张，考虑肺上沟癌

[诊断]

（1）定位诊断 左侧眼裂变小、眼球凹陷，左侧瞳孔直径 2 mm，右侧瞳孔直径4 mm，左侧瞳孔直接、间接对光反射弱，左侧面部较右侧少汗，为典型的 Honer 征，定位于左侧颈交感神经节（干、纤维）。

（2）定性诊断 青年男性，既往体健，慢性进展性病程。首发表现为左侧背部外侧持续性针扎样疼痛，继之出现左侧上肢的疼痛、麻木等感觉异常及左侧眼裂变小、左侧面部少汗等 Honer 征表现。胸部 CT 显示左肺上叶占位性病变伴椎体骨质破坏。

（3）最终诊断 肺上沟癌。

[治疗及转归] 确诊后立即转肿瘤科进一步放化疗治疗，随访患者症状明显缓解。

病例分析

肺上沟指锁骨下动脉通过胸膜处对肺上叶尖部的压迹，在此压迹以上胸膜下区肺组织内发生的肺癌称肺上沟癌。肺上沟癌因其区域狭小，而易侵及壁层胸膜、臂丛神经、交感神经、星状神经节及邻近的肋骨和椎体，当压迫臂丛神经时可引起同侧肩关节和上肢剧烈疼痛及感觉异常；而交感神经通路受累就会诱发 Honer 征。交感神经通路范围较广，遇到 Honer 征时有必要对可能的病变部位进行鉴别。

（1）头颈部病变继发 Honer 征：除肺上沟癌，临床上还遇到过甲状腺摘除术后、扁桃体摘除术后、急性中耳炎、延髓背外侧综合征等引发该症状的患者，偶有个别病例也具有肩部和上肢疼痛的症状。需结合病史及头、颈部 MRI 去明确。

（2）胸部动脉瘤：除 Honer 征，亦会出现颈、肩、上胸部的疼痛、还会有干咳、进行性声音嘶哑、气管移位等表现，胸部 CT 甚至胸部计算机体层血管成像（CT angiography，CTA）是必需的辅助检查。

（3）Garcin 综合征：为丘脑外侧核前方病变引起，除导致 Honer 征外，尚有身体一侧局部的感觉障碍，而共济失调、垂直性凝视麻痹是该病特征性的体征，可行头部 MRI 检查排查。

病例点评

肺上沟癌是 1924 年由美国学者 Pancoast 首先报道,故也称为 Pancoast 癌,其病灶在肺部,却有 95% 左右的患者以肩部、肩胛骨和脊椎边缘的局限性疼痛为首发症状,故该病大部分患者首诊科室是骨科,极易出现误诊。常被误诊的疾病是肩周炎或颈椎病,而经误治病情无改善时,意识不到是诊断上的错误,往往又是频繁地更改治疗方法,会再次导致误治时间的延长。临床实践中除骨科因素外,普通胸部 X 线检查对早期发现本病也有一定困难,据报道 30% 的病例仅表现为肺尖顶部胸膜增厚,称为"肺尖帽",极易被忽略。虽然胸部 CT 诊断对本病有重要价值,但仍可能会漏诊,尤其是采用较大层厚和层隔时。还有一种误诊的原因是出现 Horner 征时,主治医师割裂其与肩臂部疼痛两者之间的内在联系。

该病例提醒我们临床工作中对待病情必须要细致入微,不要轻易放过每一个异常症状背后可能隐藏的疾病,因为这类疾病的预后与是否能早诊早治密切相关,误诊误治无疑会错失最佳治疗时机,从而给患者带来灾难性的预后。

参考文献

1. 陈斌,袁普卫,周国干,等. 以臂丛神经损伤为首发症状的 Pancoast 癌误诊为颈椎病 1 例及相关文献回顾. 中国矫形外科杂志,2016,24(9):858 – 861.

2. 顾扬,吴峰. 8 例 Pancoast 瘤临床特点分析. 实用临床医药杂志,2016,20(19):162,168.

3. ICHINOHE K, TAKAHASHI M, TOOYAMA N, et al. Delay by patients and doctors in treatment of Pancoast tumor. Wien Klin Wochenschr, 2006, 118(13 – 14):405 – 410.

4. KISHAN A U, SYED S, FIORITO-TORRES F, et al. Shoulder pain and isolated brachial plexopathy. BMJ Case Rep, 2012, 2012:bcr0320126100.

003
福格特—小柳—原田综合征

病历摘要

患者，男性，44岁。主因"渐进性头痛伴双眼视力下降7天"入院。

[现病史] 患者7天前无明显诱因出现头痛，呈全头部的针扎样疼痛，伴憋胀感，夜间明显，转动头位及由坐位站起时疼痛加重，4天前出现双眼视力下降，无黑蒙、视物旋转，无恶心、呕吐、畏声畏光，自行服用布洛芬胶囊后自觉头痛减轻。后上述症状逐渐加重，头痛难以耐受。1天前就诊于某眼科医院，测双眼眼压均为16 mmH$_2$O，眼底检查示视盘水肿，建议综合医院就诊除外颅内病变。当日就诊于我院急诊，行头部MRI + 磁共振血管成像（magnetic resonance angiography，MRA）+ 磁共振静脉成像

（magnetic resonance venography，MRV）未见明显异常。病程中不伴发热、呕吐、抽搐、肢体麻木无力、意识障碍等症状。以"头痛待诊"收入我科。自发病以来，睡眠差，饮食可，大小便正常，体重近 1 周减轻约 2 kg。

［既往史］ 否认高血压、糖尿病、心脏病病史，否认传染病史，否认手术外伤史、输血史，否认药物过敏史。有酒精过敏史。预防接种史不详。

［个人史］ 无疫水区接触史，生活规律。吸烟 18 年，约 6 支/天；戒烟 5 年后再次吸烟 5 年，约 20 支/天。饮酒 20 年，白酒 2～3 两/次，4 次/周。无毒物、粉尘及放射性物质接触史。

［婚育史］ 已婚，配偶健康；育有 2 子，健康状况良好。

［家族史］ 父母及兄弟姐妹均健在；家族中无与患者类似疾病者，家族中无遗传性、免疫性、精神性疾病史。

［查体］

（1）一般检查　生命体征正常平稳，心、肺、腹（－）。

（2）专科检查　双下肢无水肿，双侧足背动脉搏动正常。神志清楚，神情焦虑，言语流利，对答切题。脑膜刺激征（－）。双眼视力下降，双眼结膜水肿，双侧眼球活动充分，无眼震，双侧瞳孔等大等圆，直径 3.0 mm，直接、间接对光反射迟钝。双侧额纹、鼻唇沟对称。伸舌居中，软腭上抬可，悬雍垂居中，咽反射正常。四肢肌力 5 级，肌张力正常，腱反射（＋＋）。双侧指鼻试验及跟膝胫试验稳准，闭目难立征（－），四肢深、浅感觉正常。双侧巴氏征（－），霍夫曼征（－）。

（3）辅助检查　①头部 MRI ＋ MRA ＋ MRV：未见明显异常。②腰椎穿刺：脑脊液清亮透明，初压 155 mmH$_2$O，取脑脊液 10 mL 送检，末压 110 mmH$_2$O，常规、生化检查未见明显异常。③眼底检查：发现多处局灶性渗出性视网膜脱离，怀疑福格特—小柳—原田综合征（Vogt-Koyanagi-Harada syndrome，VKHS）。④眼科光学相干断层成像（optical coherence tomography，OCT）：双眼浆液性视网膜脱离，双眼视盘水肿，双眼玻璃体混浊（图3-1）。⑤荧光造影：造影晚期可见双眼视网膜多灶池样荧光积存（图3-2）。⑥其他临床检验：副肿瘤抗体14项检测结果(-)；血及脑脊液中寡克隆区带(-)；AQP4、MOG、GFAP三项抗体检测(-)。

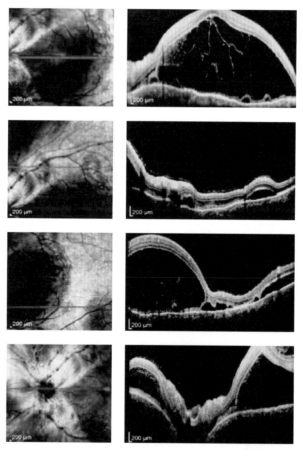

图3-1 OCT检查示双眼浆液性视网膜脱离，
双眼视盘水肿，双眼玻璃体混浊

笔记

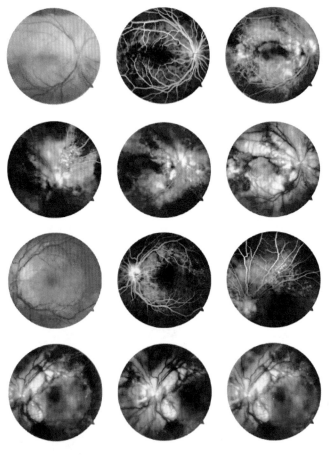

图3-2　荧光造影示造影晚期可见双眼视网膜多灶池样荧光积存

[诊断]

（1）定位诊断　头痛，定位于颅内脑膜、血管、神经等痛敏结构；双眼视力下降、双眼结膜水肿，定位于双侧视神经及眼部光学系统。

（2）定性诊断　①颅内感染。病程中不伴有发热、呕吐，查体颈软无抵抗，脑膜刺激征（-），腰穿检查脑脊液压力不高，脑脊液常规、生化未见明显异常，暂时排除此病。②颅内静脉窦血栓形成（cerebral venous sinus thrombosis，CVST）。患者表现为头痛伴双眼视力下降，眼科医院检查示视盘水肿，但不伴有局灶性神经系统症状体征，头部 MRI + MRA + MRV 未见明显异常，脑脊液压力正常，暂不支持本病诊断。

（3）最终诊断　VKHS。

[治疗及转归]　转眼科治疗，给予甲强龙 500 mg 静脉冲击治疗，3 天后复查 OCT 示双眼黄斑区神经上皮层脱离较前明显减轻（图 3 - 3）。患者头痛症状明显改善，视力明显提高。调整甲强龙用量为 250 mg，后逐步减量，改为口服。8 天后患者双眼视力较前下降，在激素治疗的基础上加用免疫抑制剂环孢素口服控制病情，1 个月后患者视力基本恢复正常，复查 OCT 示双眼黄斑区水肿较前明显消退，荧光造影示恢复良好（图 3 -4），病情平稳出院。出院时眼压：右眼 11 mmHg，左眼 13 mmHg。

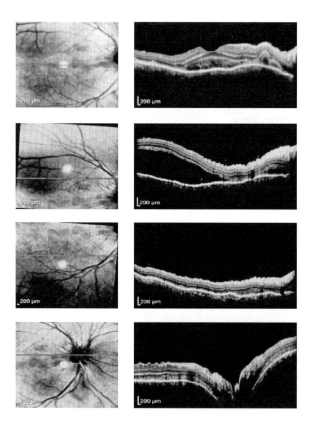

图 3 -3　治疗 3 天后复查 OCT

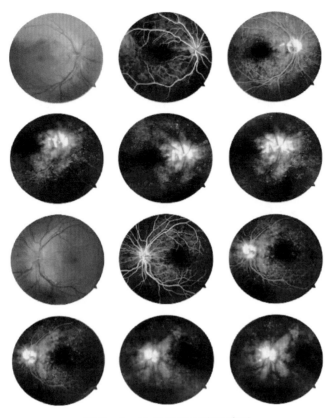

图 3-4 治疗后复查荧光造影

病例分析

　　VKHS 又名葡萄膜大脑炎综合征，也称色素膜脑膜脑炎或眼—脑—耳—皮综合征，是累及视觉、中枢神经系统（central nervous system，CNS）、听觉及皮肤的慢性肉芽肿性全身性自身免疫性疾病，其中以 CNS 受损最为常见，但又缺乏特异性，因此该病的漏诊、误诊率高。

　　VKHS 具有特殊的临床演变规律，其病程一般分为前驱期、眼病期、恢复期，其中后两期因为有明显的眼部异常表现，患者往往首诊于眼科且医师容易识别。关键是前驱期，可以表现为感冒症状，如发热、头痛、恶心、全身乏力不适等；可以表现为脑膜刺激

15

症状，如头痛、呕吐、颈部僵直；还可以表现为耳鸣、听力下降、头皮敏感等，这一期一般持续3~6天，患者在前驱期就诊很容易被误诊为脑膜炎或脑炎等颅内疾病，本例患者前驱期主要表现可能是头痛，因为头痛症状不明显，自服消炎止痛药可轻度缓解，从而忽略了早期就诊。4天后出现视力下降，进入眼病期，此时若遇到有经验的眼科医师，无疑会早些得出 VKHS 的诊断。

病例点评

VKHS 是一种眼科疾病，系自身免疫性机制，因其具有独特的临床演变规律和全身表现的个体差异性，早期临床确诊率较低，有文献统计 VKHS 早期误诊、漏诊率高达85%以上，直接影响了该病的治疗和预后，若在病程中出现神经系统及眼部症状，经眼科会诊、行眼底荧光造影检查即可明确诊断。

值得神经科医师注意的是，该病早期往往伴有神经系统症状，以头痛及脑膜刺激征为主，贾万程等对26例 VKHS 患者52只眼进行回顾性分析发现其中13例伴有头痛，且为首发症状，使得很难与病毒性脑膜炎、脑膜脑炎等鉴别，故需密切观察疾病演变过程，及时请眼科会诊并处理，才可能会避免各种眼部并发症的发生。这也是神经科医师遇到头痛的患者，不要轻易诊断为原发性头痛的又一个警示病例。

参考文献

1. 韩雄，赵建华，索爱琴. Vogt-Koyanagi-Harada 综合征的神经病学特征探讨. 眼科研究，2002, 20 (6)：564.

2. 王红，杨培增，钟华红，等. Vogt—小柳—原田综合征漏误诊分析. 中国实用眼科杂志，2002, 38 (12)：736–739.

3. 贾万程，候俭，刘敬. Vogt—小柳—原田综合征的眼底荧光血管造影检查. 眼科研究，2002, 20 (1)：74–76.

004
Tolosa-Hunt 综合征复发

![病历摘要]

　　患者，女性，59 岁。主因"间断头痛 4 个月，加重伴复视 1 个月"入院。

　　[现病史]　患者于 2017 年 2 月始出现左侧鼻根部至头顶部针扎样疼痛，呈发作性，持续时间数分钟至数小时不等，症状逐渐加重，曾于 4 月 17 日就诊于某三甲医院，行头部 MRI 检查"未发现异常"，考虑"紧张型头痛"，经治疗（具体不详）患者头痛症状稍有减轻；4 月 22 日出现一过性左侧眼球向外凸起，症状持续数小时后消失，未予重视；5 月 3 日头痛加重，并出现视物成双、左眼球外凸，症状持续不缓解，5 月 6 日再次就诊于某院，经头部 CT、

颅内 CTA 等检查后考虑为"痛性眼肌麻痹"，给予 40 mg 甲强龙改善循环、B 族维生素营养神经治疗 5 天后，复视症状基本缓解，遗留左眼外展欠充分，改为口服泼尼松片 40 mg（每周减 1 片）后出院；6 月 6 日（泼尼松口服 25 mg 期间）再次出现头痛加剧，为左侧前额部、头顶部灼烧感及撞击感，疼痛持续存在，多于凌晨加重，伴左侧眼眶憋胀、左眼球外凸、视物成双，并出现左侧眼睑下垂，偶伴恶心。当地诊所针灸治疗 2 天症状仍无缓解，为进一步诊治，收住入院。

[既往史] 间断多关节肿痛 15 年，2016 年诊断为"未分化脊柱关节病"，2017 年 3 月曾使用得宝松、白介素 -2、维 A 酸等治疗。否认慢性头痛、糖尿病病史，否认输血史，否认肝炎、结核病史，否认手术、外伤史。

[个人史及家族史] 无特殊。

[查体]

（1）一般检查 生命体征正常，心、肺、腹（-）。

（2）专科检查 神志清楚，言语流利，高级智能正常。双瞳孔等大等圆，对光反射灵敏，左眼睑下垂、上抬力弱，左侧眼球内收、上视、下视受限，外展不能，眼震（-）。双侧额纹、鼻唇沟对称。伸舌居中，悬雍垂居中，双侧咽反射存在。四肢肌力 5 级，肌张力正常，腱反射（++），双侧病理征（-）。双侧指鼻试验、跟膝胫试验稳准，闭目难立征（-），双侧偏身深浅感觉对称存在，脑膜刺激征（-）。

（3）辅助检查 ①血常规、血生化、ESR 等实验室检查未见异常。②头部 MRI（图 4 - 1）、头部 CT（图 4 - 2）、眼眶 MRI（图 4 - 3）、全脑血管造影（图 4 - 4）等检查亦无阳性发现。

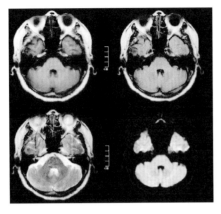
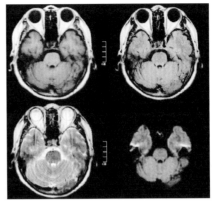

图 4 - 1　头部 MRI 未见明显异常（2017 年 4 月 19 日）

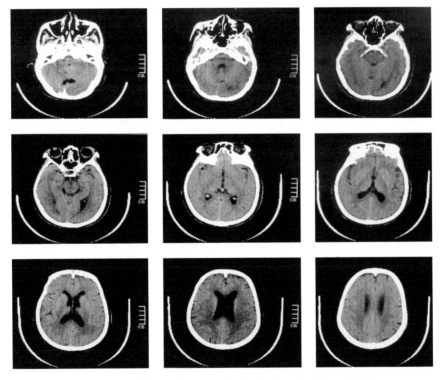

图 4 - 2　头部 CT 未见明显异常（2017 年 6 月 14 日）

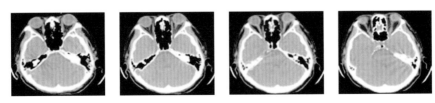

图 4 - 3　眼眶 CT 未见明显异常（2017 年 6 月 28 日）

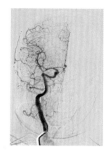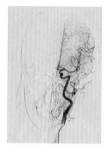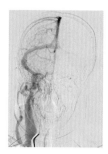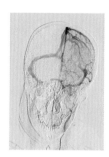

图 4 - 4　全脑血管造影未见异常（2017 年 7 月 1 日）

［诊断］

（1）定位诊断　左侧前额部、头顶部灼烧感及撞击感——左侧三叉神经眼支；左眼睑上抬力弱，左侧眼球内收、上视、下视受限——左侧动眼神经；左眼外展不能——左侧外展神经。

（2）定性诊断　首发症状为左侧鼻根部至头顶部，即三叉神经第 1 支分布区针扎样疼痛，随后出现了同侧眼肌麻痹及恶心，头部MRI、头部 CT、眼眶 MRI、全脑血管造影等检查排除了眼眶、鞍旁及颅后窝的病变等，诊断考虑 Tolosa-Hunt 综合征。该患者既往有未分化脊柱关节病病史，发病前（2017 年 3 月）曾使用得宝松、白介素 - 2、维 A 酸，提示该患者自身免疫可能存在异常，而后使用糖皮质激素治疗有效，均支持 Tolosa-Hunt 综合征这一免疫反应相关的非特异性炎性反应。

（3）最终诊断　Tolosa-Hunt 综合征。

［治疗及转归］　①第 1 次治疗：40 mg 甲强龙治疗 5 天后复视症状基本缓解，继以口服泼尼松片 40 mg 后出院（嘱每周减 1 片），院外激素减量期间病情出现反复。②病情反复后治疗：甲强龙注射液 80 mg 静脉输液 5 天后减为 40 mg，治疗 5 天，症状基本缓解，出院后甲强龙片 20 mg/d，每周减 1 片，减到 4 mg/d 时维持口服，1 个月后停药。

门诊随访 2 个月症状无反复，半年后因关节疼痛入我院风湿科治疗，院内随访症状亦无反复，查体无神经系统异常体征。

病例分析

Tolosa-Hunt 综合征是发生在海绵窦、眶上裂及眶尖组织的慢性非特异性炎症累及颅神经而导致的一组特殊临床表现的疾病，主要特点为眶周疼痛、眼肌麻痹及糖皮质激素治疗后迅速好转。

2018 年《国际头痛分类（第 3 版）》（International Classification of Headache Disorders，3rd edition，ICHD-3）制定的 Tolosa-Hunt 综合征诊断标准如下：①单侧眼眶或眶周头痛符合标准③；②符合下列 2 项：a. 头部 MRI 或活检证实海绵窦、眶上裂或眶后存在炎性肉芽肿，b. 同侧第Ⅲ颅神经、第Ⅳ和（或）第Ⅵ颅神经中的 1 支或多支麻痹；③符合下列 2 项证明存在因果关系：a. 头痛位于炎性肉芽肿的同侧，b. 头痛出现在第Ⅲ颅神经、第Ⅳ和（或）第Ⅵ颅神经麻痹之前 2 周内，或与其同时发生；④不能用 ICHD-3 中的其他诊断更好地解释。该病例具有典型的头痛及眼活动神经麻痹的表现，但依据该标准，头部 MRI 检查结果阴性是欠缺之处。有文献指出，并非所有的 Tolosa-Hunt 综合征都存在典型影像学改变，Hung 等对 121 例临床诊断为 Tolosa-Hunt 综合征的患者进行观察，发现有典型影像学表现者仅占 44.6%。文献中许多无影像学支持的病例仅依靠临床表现及对激素治疗反应确诊，该病例 2 次对激素治疗反应良好，亦是支持 Tolosa-Hunt 综合征诊断的有力佐证。

临床上遇到头痛及眼肌麻痹这两个症状联合出现时，很容易就会想到 Tolosa-Hunt 综合征，需要注意的是会导致这两个症状联合出现的病变还有很多，诊疗过程中一定注意鉴别排查下列症状：

笔记

①脑干先兆偏头痛，可表现为以眼肌麻痹为先兆，继以偏头痛发作，该患者既往无头痛病史，目前 59 岁高龄系首次中重度头痛发作，且头痛性质为针刺样、灼烧样，非血管搏动样，可以排除；②颅内原发性或转移性肿瘤，如淋巴瘤、鼻咽癌等，该患者多次影像学检查未发现颅内占位，淋巴瘤经类固醇激素治疗后可好转，需密切随访，必要时可行骨髓穿刺或淋巴结病理检查排除（该患者拒绝行骨穿检查）；③颈内动脉海绵窦瘘，可表现有眶部肿胀，累及眼活动神经出现复视等，但该病查体可闻及血管杂音、可见明显的眶上静脉曲张，对糖皮质激素治疗不敏感，可通过数字减影血管造影（digital subtraction angiography，DSA）检查排除。

另外，患者病程中曾服用激素治疗出现症状好转，有必要与使用激素亦会好转的一些其他病变进行鉴别，如淋巴瘤、血管炎等。

病例点评

Tolosa-Hunt 综合征诊断主要是依据临床表现和辅助检查的排他诊断，该病例 2 次发病均表现典型，诊断明确，给予激素治疗疗效满意，与一般病例不同的是该患者为复发病例，2 次发作的相隔时间为 1 个月，且在第 1 次的治疗过程中复发，这种情况在临床上甚是少见。目前国内外文献资料对该病治疗尚没有统一的激素治疗类型及剂量标准，更未提到复发原因和预防复发的措施，但均提出要遵循早期、足量、足疗程、症状消失后逐渐减量、小剂量维持一段时间的原则。从本例治疗经验看，糖皮质激素治疗确实应注意合适的剂量和维持时间，以避免症状的复发。

该病对激素治疗敏感，典型影像学阳性表现并不常见，对一些不典型的病例可试行诊断性治疗，但要注意一些情况尤其是淋巴瘤、真菌病性眼肌麻痹、血管炎及其他炎症性疾病经糖皮质激素治疗亦可有暂时好转表现，故随访疾病的演变亦很重要。

参考文献

1. Headache Classification Committee of the International Headache Society（IHS）. The International Classification of Headache Disorders, 3rd edition（beta version）. Cephalalgia, 2013, 33（9）: 629 – 808.

2. HUNG C H, CHANG K H, CHU C C, et al. Painful ophthalmoplegia with normal cranial imaging. BMC Neurol, 2014, 14: 7.

3. HAO R, HE Y, ZHANG H, et al. The evaluation of ICHD-3 beta diagnostic criteria for Tolosa-Hunt syndrome: a study of 22 cases of Tolosa-Hunt syndrome. Neurol Sci, 2015, 36（6）: 899 – 905.

笔记

005
副肿瘤性小脑变性·卵巢癌

病历摘要

患者，女性，74岁。主因"进行性头晕、走路不稳19天"入院。

[现病史] 患者19天前吃午饭过程中出现头晕、恶心、呕吐，呕吐物为胃内容物，走路时左右摇晃，家属送医院就诊，先后行颈椎MRI、头部CT、多项生化指标检测等检查未发现特殊异常，以"高血压""颈椎病""脑供血不足""前庭功能减退"等诊断给予治疗，症状仍进行性加重。病程中无耳鸣、耳闷、听力下降，无头痛，无视觉异常、吞咽困难、饮水呛咳、肢体麻木无力等。发病后精神、食欲较差，小便正常，偶有便秘，体重无明显下降。

[既往史及个人史]　均无特殊。

[查体]

（1）一般检查　生命体征正常，心、肺、腹（－）。

（2）专科检查　神志清楚，言语流利。双侧瞳孔等大等圆，直径3 mm，直接、间接对光反射存在；视力粗测正常；双侧水平眼震（＋）。双侧鼻唇沟对称。软腭上抬有力，悬雍垂居中，咽反射存在。双侧指鼻试验差。存在意向性震颤，四肢肌力、肌张力正常，腱反射（＋），深、浅感觉对称存在。双侧罗索利莫征（－），双侧巴氏征（－），脑膜刺激征（－）。

（3）辅助检查　①头部MRI：双侧半卵圆中心、侧脑室旁多发缺血灶，老年性脑改变，双侧上颌窦炎，脑动脉硬化。②颈动脉超声：颈部动脉管壁毛糙、内中膜增厚，左侧颈总动脉膨大处一个高回声斑块（0.39 cm×0.21 cm），右侧锁骨下动脉起始处硬化斑块（0.62 cm×0.22 cm），右侧颈内动脉走行迂曲。③心电图：窦性心律，心率76次/分，心电轴不偏，ST-T段轻度异常。④经颅多普勒彩超：所测颈动脉及椎基底动脉系血流速度正常，频谱形态大致正常。⑤内耳道MRI：未见明显异常。⑥ESR为46.00 mm/h；糖类抗原125为85.06 KU/L。⑦胸部X线：心肺膈未见异常。⑧妇科彩超：绝经后期；右附件区囊性回声区（卵巢来源？）；子宫肌瘤；宫腔积液；右侧髂血管旁低回声区（淋巴结肿大？）。⑨正电子发射计算机断层显像（positron emission tomography-CT，PET-CT）：右侧附件区代谢增高、囊实性占位，考虑恶性病变可能性大，左附件区囊实性占位，恶性病变不除外；盆腔右侧代谢增高小淋巴结，不除外转移（图5-1）。

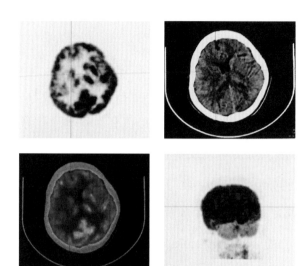

图 5 –1   PET-CT 显示附件区异常代谢区域，
考虑恶性病变，脑代谢无异常

[诊断]

（1）定位诊断   眩晕、恶心、呕吐，步态不稳，左右摇晃，查体示眼震（＋），双侧指鼻试验、跟膝胫试验差，意向性震颤，考虑小脑性共济失调，定位于小脑及其联络纤维。

（2）定性诊断   老年女性，急性起病，症状持续，进行性加重；头部 MRI 无有意义的异常，ESR 为 46.00 mm/h，肿瘤标志物糖类抗原 125 为 85.06 KU/L；PET-CT 检查提示卵巢癌。

（3）最终诊断   副肿瘤性（亚急性）小脑变性。

[治疗及转归]   前期给予改善循环、营养神经、止晕、止吐、补液等对症支持治疗，效果一般。手术治疗：转妇产科行卵巢肿瘤切除术后，眩晕明显好转。

病例分析

副肿瘤综合征是恶性肿瘤对机体远处组织及脏器非转移性损害

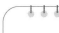

的总称，为恶性肿瘤的远隔效应。副肿瘤性小脑变性是累及中枢神经系统最多见的副肿瘤综合征，其发病是由于机体对于原发肿瘤的免疫反应，产生自身抗体（如抗-Yo 抗体、抗-Tr 抗体、抗-Ma 抗体等）从而产生小脑症状。其中对副肿瘤性小脑变性最具特异性的是抗-Yo 抗体，其阳性常提示存在妇科肿瘤。

该患者系老年人，急性起病，根据头晕、走路不稳的主要症状及小脑局灶性神经系统定位体征，诊断首先考虑的是急性脑血管病或内耳前庭相关病变，但行头部 MRI、弥散加权成像（diffusion weighted imaging，DWI）检查、内耳道 MRI 检查无有意义的发现，因此需对其他可导致小脑性共济失调的病变，如感染性、中毒性、营养性、遗传性等病因进行排查，结合 ESR 增速及肿瘤标志物增高的结果，进行了胸部 X 线、妇科彩超、PET-CT 的检查，发现了卵巢癌并局部淋巴结转移，考虑系副肿瘤性小脑变性。患者家属拒绝血液及脑脊液相关抗体的进一步检测，遂转入妇科行卵巢肿瘤切除术。术后随访患者眩晕、走路不稳的症状明显好转，回顾性诊断该病例为副肿瘤性小脑变性。

该病例提示临床上如遇到突然起病、进行性加重的小脑症状、不符合原发神经病变规律，在排除了小脑卒中、感染、肿瘤、中毒性小脑病变、遗传性小脑变性等后，应考虑到副肿瘤性小脑变性的可能，需行详细的全身体检及影像学检查，避免原发灶的漏诊。

神经系统副肿瘤综合征往往早于恶性肿瘤出现，这时原发肿瘤有可能尚处于早期或可治疗期，从该患者发现卵巢癌、手术切除后神经系统症状明显缓解来看，神经系统副肿瘤综合征的早期诊断并明确原发肿瘤的部位及早期治疗，对于缓解患者症状、提高生存期至关重要。

病例点评

　　该病例在排除导致小脑病变的常见病因后，结合血沉及肿瘤标志物的异常，进行了神经系统副肿瘤综合征的排查，发现卵巢癌并进行了手术，最终诊断副肿瘤性小脑变性，未行血及脑脊液相关自身抗体的检测是该病例的一个缺憾。副肿瘤相关抗体的检测对神经系统副肿瘤综合征和相关肿瘤的诊断具有重要意义，该病例通过检查顺利发现了肿瘤所在并给予了手术治疗。值得注意的是，有80%的病例神经系统损害症状是在肿瘤诊断之前数月甚至数年出现的，对于副肿瘤抗体阳性而全面检查未见肿瘤的患者，有必要进行密切的随诊和复查。

参考文献

1. 陈丽. 神经系统副肿瘤综合征的临床表现. 中国实验诊断学, 2014, 18（8）: 1377 – 1380.

2. 王锁彬，贾建平. 副肿瘤性小脑变性与抗神经元抗体的关系. 神经疾病与精神卫生, 2010, 10（1）: 44 – 46.

006
肝豆状核变性

📋 病历摘要

患者，女性，28岁。主因"全身不自主抖动1年余"入院。

[现病史]　患者于1年前开始出现右下肢不自主抖动，逐渐累及左下肢、双上肢（右上肢为著）及头部，精神专注时明显，休息时消失，且渐出现流涎、言语含糊、记忆力减退等症状。近1个月来因自感双下肢乏力感明显、双手精细活动完成困难来我院就诊。病程中无肢体麻木、疼痛等感觉异常，无精神异常，无两便障碍。

[既往史]　患者10年前因反复双下肢水肿就医，诊断为自身免疫性肝炎、肝硬化（原因不明），平素口服熊去氧胆酸胶囊及鳖甲软肝片保肝治疗。

[家族史]　否认家族遗传病史。

[查体]

（1）专科查体　双侧角膜与巩膜交界处可见环状褐色色素沉着，眼科裂隙灯下确定为 K-F 环。注意力差，近期记忆力轻度减退，不自主流涎，言语含糊欠流利，头部及四肢均可见不自主运动，双上肢意向性震颤（＋），指鼻试验及跟—膝—胫试验欠稳准。余未见异常。

（2）辅助检查　①血常规及 ESR 正常。②尿蛋白（＋）。③血清铜蓝蛋白为 4.12 mg/dL（参考值 26～36 mg/dL）。④腹部彩超：弥漫性肝损害、肝硬化、脾大，肝血管瘤，胆囊壁毛糙，胆囊息肉。⑤头部 MRI：双侧基底节区及双侧丘脑对称性 T_1 低信号影、T_2 高信号影。

[诊断]

（1）定位诊断　言语含糊欠流利，头部及四肢均可见不自主运动，定位于锥体外系；双上肢意向性震颤（＋），指鼻试验及跟—膝—胫试验欠稳准，定位于双侧小脑半球。

（2）定性诊断　青年女性，既往肝脏病变；慢性病程，隐袭起病，近 1 年开始逐渐出现锥体外系的不自主运动，由单肢逐渐波及至四肢；角膜可见 K-F 环；头部 MRI 示双侧丘脑及双侧豆状核对称性病变，考虑代谢性及中毒性疾病的可能性大；结合血清铜蓝蛋白水平明显降低及腹部彩超提示肝硬化，临床确诊为肝豆状核变性（hepatolenticular degeneration，HLD）。

（3）最终诊断　肝豆状核变性。

[治疗及转归]　因患者对青霉素过敏，不能耐受青霉胺，嘱寻求二巯基丙磺酸钠静脉滴注（我院无药），同时口服葡萄糖酸锌片，注意低铜饮食。患者后在院外输用二巯基丙磺酸钠治疗，3 个月后门诊随访，肢体抖动症状部分缓解、双手动作较前灵活、言语较前清晰。

病例分析

（1）肝豆状核变性。又称 Wilson 病（Wilson disease，WD），是一种常染色体隐性遗传的铜代谢障碍疾病，铜离子蓄积于体内，在肝、脑、肾、角膜等处沉积，引起进行性加重的肝硬化、锥体外系症状、精神症状、肾损害及角膜 K-F 环等表现。致病基因 *ATP7B* 编码一种铜转运 P 型 ATP 酶。*ATP7B* 基因突变使 ATP 酶功能减弱或丧失，导致血清铜蓝蛋白合成减少及胆道排铜障碍，故血清铜及铜蓝蛋白降低、24 小时尿铜升高可明确诊断。

本病好发于青少年，男性多于女性。患者早期症状不明显，铜在体内蓄积到一定程度出现临床症状，临床表现多样，其中以肝病或神经症状为首发症状者多见，故首诊科室以消化内科及神经内科多见。在消化系统，肝脏受累会引起肝脾肿大、腹水，少数患者可以食道静脉曲张、上消化道出血为首发症状，易误诊为肝硬化；而在神经系统，因基底节区豆状核最易受累，则以四肢震颤、步态不稳、肌张力增高等锥体外系症状为主要表现。

本患者以 10 多年不明原因的肝硬化为首发症状，10 多年后逐渐出现头及四肢不自主运动，符合该病的发展过程；结合查体可见角膜色素沉着、实验室检查可见血清铜蓝蛋白降低，与该病完全相符，虽未完善基因检测，但可临床确诊。

（2）该病在诊疗时应注意与以下疾病鉴别。①小舞蹈病：常见于儿童和青少年，临床症状为舞蹈样动作、不自主运动、运动不协调及肌力弱，可出现爆发的跳动样动作，常见情绪不安和急躁。实验室检查可见白细胞增多、ESR 增快、血清黏蛋白增多、血清抗链球菌溶血素 O 滴定度增加等，一般经 3～10 周后可自行恢复，预后

笔记

良好。本例患者不自主运动病程 1 年余，症状进行性加重，除有不自主运动外还伴有肝硬化、角膜 K-F 环等神经系统以外的症状，故可排除小舞蹈病的诊断。②Huntington 病：为常染色体显性遗传病，大多数有家族史，发病年龄为 20 ~ 50 岁，主要表现为不自主运动，如舞蹈症、肌张力障碍及手足徐动等，舞蹈样不自主运动是最突出的特征。随病情进展，随意运动受损逐渐明显，表现为动作笨拙、迟缓、僵直和不能维持复杂随意运动，可伴有痴呆及不同程度的人格障碍。头部 MRI 可见尾状核萎缩，侧脑室额角外侧向外膨起呈球形。但本病无肝功能损害、角膜 K-F 环、血清铜蓝蛋白水平降低、肝硬化等表现，可与肝豆状核变性相鉴别。

病例点评

　　肝豆状核变性系铜代谢障碍疾病，症状主要表现为铜离子沉积的器官功能障碍，一般铜离子在组织的沉积有先后顺序，最先沉积于肝脏，之后是脑、肾、角膜和其他器官或组织，所以肝脏损伤症状最早出现，较神经精神损伤的症状早 10 年左右。

　　本病例符合上述规律，10 年前即出现肝功能异常，一直诊断为"自身免疫性肝炎、肝硬化（原因不明）"，治疗效果差，直至 10 年后确诊为"肝豆状核变性"，这提示我们在临床工作中，遇到不明原因的肝损害患者，特别是青少年患者，要考虑到遗传因素导致肝损害可能，有必要全面检查以及注意随访，最终做到早诊断、早干预。该病若能早期发现、早期治疗，预后良好；而晚期治疗基本无效。

　　青霉胺是治疗本病的首选药物，可以长期应用且有一定的疗效，但本例患者对青霉素过敏，转而使用二巯基丙磺酸钠，同时通过低铜饮食、加服锌剂等减少肠道对铜的吸收等，使病情得到改善。

本例患者家族中虽无类似病史，但因肝豆状核变性同胞患病风险为 1/4，应建议患者及其近亲完善基因检查以发现无症状患者。

参考文献

1. SCHILSKY M L. Wilson disease：diagnosis，treatment，and follow-up. Clin Liver Dis，2017，21（4）：755 - 767.

2. APPENZELLER-HERZOG C，MATHES T，HEERES M L S，et al. Comparative effectiveness of common therapies for Wilson disease：a systematic review and meta-analysis of controlled studies. Liver Int，2019，39（11）：2136 - 2152.

007
Becker 型肌营养不良

病历摘要

患儿，男性，8 岁。主因"渐进性双下肢无力 3 年"入院。

[现病史] 患儿 3 年前开始出现双下肢无力，主要表现为行走变慢且脚尖着地、可见髋部左右摇摆，易摔倒，上楼及蹲位站起时困难，平躺时坐起困难、需双手扶腿协助，症状进行性加重。病程中无明显感觉肌肉跳动、肌肉萎缩情况，无言语障碍，吞咽及呼吸功能正常，无明显感觉异常。

[既往史及家族史] 均无特殊。

[查体]

（1）一般检查 心、肺、腹（-）。

（2）专科检查 双上肢肌力 5 级，双下肢近端肌力 4 级，足背屈4级、足背伸4+级，双上肢肌容积正常，双侧腓肠肌肥大，四肢肌张力大致正常，四肢腱反射正常，双侧跟腱挛缩，鸭步，无肌束震颤及感觉异常，余未见异常。

（3）辅助检查　①血液检测：肌酸激酶9560.00 U/L（参考区间24~195 IU/L），肌酸激酶同工酶MB 173.50 U/L（参考区间0~24 IU/L），乳酸脱氢酶880.00 U/L（参考区间20~250 IU/L），羟丁酸脱氢酶711.00 U/L（参考区间72~182 IU/L）；余化验均未见明显异常。②肌电图：肌右胫前肌可见失神经电位，运动单位电位（motor unit potential，MUP）右侧股外侧肌、三角肌可见大量簇样电位；双侧腓总神经复合肌肉动作电位（compound muscle action potential，CMAP）波幅降低，但运动神经传导速度（motor nerve conduction velocity，MCV）、双侧胫神经CMAP及MCV、胫神经F波及H反射、腓肠神经感觉神经传导速度（sensory nerve conduction velocity，SCV）均在正常范围；双侧股神经CMAP明显减低。检测结果提示肌源性损害。③肌肉活检：可见Dystrophin蛋白部分表达，符合Becker型肌营养不良的病理表现。④基因检测：送检样本*DMD*基因exon45缺失。

［诊断］

（1）定位诊断　双上肢肌力5级，双下肢近端肌力4级，足背屈4级、足背伸4+级，双上肢肌容积正常，双侧腓肠肌肥大，四肢肌张力大致正常、四肢腱反射正常，双侧跟腱挛缩，鸭步，无肌束震颤及感觉异常，无晨轻暮重现象，定位于肌肉。

（2）定性诊断　男性，儿童期起病，慢性病程，逐渐加重，主要表现为对称性四肢近端无力伴双侧腓肠肌肥大，病前无明显诱因，虽无家族史，仍考虑遗传性疾病可能性大。

（3）最终诊断　结合肌电图、肌肉活检及基因检测结果，明确诊断为 Becker 型肌营养不良（Becker muscular dystrophy，BMD）。

[治疗] 该病目前尚无特殊治疗方法，只能对症支持治疗，如增加营养、康复锻炼、预防和改善脊柱畸形和关节挛缩。

病例分析

1. 假肥大性肌营养不良症。是最常见的遗传性肌肉疾病，为 X 连锁隐性遗传病，男性发病，女性为携带者。基因定位于 X 染色体 *Xp21*，含 79 个外显子，编码分子量为 427 KD 的细胞骨架蛋白——抗肌萎缩蛋白（dystrophin），该蛋白主要位于骨骼肌和心肌细胞膜的质膜面，具有细胞支架、抗牵拉、防止肌细胞膜在收缩活动时撕裂的功能。根据 dystrophin 疏水肽段是否存在，以及蛋白空间结构变化和功能丧失程度的不同，本病可分为 Duchenne 型肌营养不良（Duchenne muscular dystrophy，DMD）和 BMD。

（1）DMD。①发病率：约为 30/10 万男婴，1/3 的患儿由 DMD 基因突变所致。②临床表现：患儿多于 3～5 岁隐匿出现骨盆带肌肉无力，表现为走路变慢，脚尖着地，容易跌跤，随病情进展逐渐出现行走和上楼困难，下蹲站起费力。因盆带肌无力可呈典型的鸭步，肩带肌肉萎缩无力出现翼状肩胛或游离肩，腹肌和髂腰肌萎缩无力，出现特征性的 Gowers 征，大部分患儿有腓肠肌假性肥大，少数可见舌肌或三角肌肥大。部分患儿伴智力低下及心肌损害。本病预后不良，患儿大多在 10 岁左右不能行走，20 岁左右因呼吸衰竭或心力衰竭死亡。③辅助检查：实验室检查可见多种血清酶显著增高，以肌酸激酶、乳酸脱氢酶和肌酸激酶同工酶活性为著，其中肌酸激酶可较正常值增高数十倍到数百倍以上。肌电图和肌肉活检为肌源性损害。基因检查可检测 DMD 基因 79 个外显子的缺失或重复，点突变和微小突变。

（2）BMD。①发病率：为 DMD 患者的 1/10。②临床表现：首先累及骨盆带肌和下肢近端肌肉，逐渐波及肩胛带肌，有腓肠肌假性肥大。BMD 与 DMD 主要区别在于起病年龄稍晚（5～15 岁起病），病情进展缓慢，症状较轻，12 岁以后尚可行走，心脏很少受累（一旦受累则较严重），智力正常。存活期长，接近正常生命年限。③辅助检查：血清 CK 水平明显升高，尿中肌酸增加，肌酐减少，肌电图和肌肉活检均为肌源性损害。肌肉 MRI 检查示变性肌肉呈"虫蚀现象"。其中 8～11 岁 DMD 患者骨骼肌脂肪浸润程度均重于 BMD 患者，但两者脂肪浸润受累顺序相似，依次为大收肌、股二头肌、股外侧肌、股直肌、股内侧肌、股中间肌、半膜肌和半腱肌，而缝匠肌、股薄肌和长收肌脂肪浸润比例最低。基因检查可检测 DMD 基因 79 个外显子的缺失或重复，点突变和微小突变。

本例患者 5 岁发病，肌酶明显升高，符合进行性肌营养不良的表现，基因检测提示 45 号外显子缺失，肌肉活检尚可见部分 dystrophin 蛋白表达，符合 BMD 的特点，故诊断明确。

2. 鉴别诊断。BMD 在诊疗时应注意与Ⅲ型脊髓性肌萎缩症（spinal muscular atrophy type 3，SMA-Ⅲ）相鉴别。SMA-Ⅲ是一种家族遗传性脊髓肌萎缩症，主要为常染色体隐性遗传，个别呈常染色体显性或 X 连锁隐性遗传。多于 5 岁前起病，男性多见，隐袭起病，早期近端肌无力，最初大腿及髋部肌无力伴肌萎缩，常由股四头肌和髋部屈肌开始，起病时两侧症状对称，患儿上楼及蹲位站起困难，行走时表现为腹部前挺、走路摇摆、呈鸭步等，逐渐累及肩胛肌及上肢肌群，双上肢无力，举臂困难，最后肢体远端肌肉也受累。脑神经支配肌群通常不受累，眼外肌正常，可出现软腭肌无力。化验血清肌酸激酶水平常增高，但通常不超过正常值的 10 倍。

笔记

病理可见神经源性肌萎缩。肌电图为神经源性损害，有巨大电位；基因检测可检出 95% 以上儿童近端型 SMA 缺失 *SMNt* 基因的 7、8 号外显子。而本例患者 5 岁起病，有明显小腿腓肠肌假性肥大，化验肌酸激酶超过正常值 10 倍以上，肌电图提示为肌源性损害，最终基因及肌肉活检排除该病。

📋 病例点评

假肥大型肌营养不良属于罕见病，根据临床表现、血清酶学检测、肌电图及多重连接探针扩增技术（multiplex ligation-dependent probe amplification，MLPA）、DNA 测序等基因技术对该类患者较易诊断。该患儿病史特点和临床表现较典型，结合肌电图、肌肉病理和基因检查结果确诊并无困难，但若遇到患儿年龄较小尚无典型症状时，出现不明原因的肌酶异常升高或转氨酶升高时，要想到该病的可能。基因治疗是本病最理想的治疗办法，目前对 DMD 基因治疗的研究已进入临床试验阶段，希望不久的将来能成功应用于临床。因目前针对该病尚无特殊有效的治疗药物，故防止患儿的出生尤为重要，对有进行性肌营养不良家族史的女性，一定建议其进行产前检查预防患儿出生。

参考文献

1. 李文竹，袁云，肖江喜，等. 贝氏肌营养不良症与杜氏肌营养不良症患者骨骼肌脂肪浸润程度的对比研究. 中华物理医学与康复杂志，2016，38（9）：697 - 701.

2. MCMILLAN H J, GREGAS M, DARRAS B T, et al. Serum transaminase levels in boys with Duchenne and Becker muscular dystrophy. Pediatrics, 2011, 127（1）：e132 - e136.

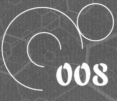

008
慢性炎性脱髓鞘性多发性神经根神经病复发

病历摘要

患者，女性，63岁。主因"手足麻木、步态不稳3年余，加重伴双下肢无力1月余"入院。

[现病史] 患者于2012年1月逐渐出现双手、双足麻木和双下肢无力感，当地医院先后以"风湿性关节炎""周围神经损害""颈椎病"等给予中药、B族维生素、针灸等治疗，均无效；4月下旬手足麻木感加重，呈手套、袜套样分布，同时出现腰部束带感、双脚着地有踩棉花感，双手、双下肢发僵，双下肢远端疼痛，起蹲困难、站立不稳、步态不稳，行走需人扶持或借助外物；5月23日就诊于某医院，行腰穿等检查后考虑"慢性炎性脱髓鞘性多发性神经根神经病（chronic inflammatory demyelinating polyneuropathy，

CIDP)",给予激素、营养神经等治疗12天后症状好转出院,院外继续口服醋酸泼尼松片,逐渐恢复至可自行扶拐杖行走,手足麻木感逐渐减轻后自行停药;6月中旬症状反复,双下肢无力再次加重,行走困难,活动时四肢震颤、口周及舌头麻木;7月9日二次住院,再次给予激素冲击及营养神经、改善循环等治疗后症状减轻出院,院外继续口服醋酸泼尼松片治疗,逐渐减量并维持治疗近1年后停药。2015年4月下旬患者感冒后再次出现手足麻木、站立不稳、步态不稳、双手发僵,以右手为主,持筷、解系纽扣较前笨拙,症状持续1个月未见缓解,于6月11日再次入院。

[既往史及个人史] 均无特殊。

[查体]

(1)一般检查 生命体征正常,心、肺、腹(-)。

(2)专科检查 神志清楚,言语流利,记忆力、计算力、定向力正常,双侧瞳孔等大等圆,直径3 mm,对光反射灵敏,眼球各向活动自如,双侧额纹、鼻唇沟对称,咽反射弱,伸舌居中;双手可见骨间肌萎缩,双上肢肌力5级,双下肢近端5-级,远端肌力4级,肌张力正常,腱反射(+),双手感觉异常,双足浅感觉减退,双下肢位置觉、振动觉、形体觉、定位觉及两点辨别觉减退。双侧指鼻试验欠稳准,闭目难立征(+),不能行走直线。颈无抵抗,布氏征(-),克氏征(-)。

(3)辅助检查 ①脑脊液检测:2012年5月23日细胞数正常,蛋白4.94 g/L,IgG 0.65 g/L,IgA 0.06 g/L,IgM 0.01 g/L;2015年6月11日细胞数正常,蛋白2.47 g/L,IgG 0.38 g/L,IgA 0.04 g/L。②神经电生理:肌电图提示肌纤维颤动,受损肌肉失神经支配;运动神经传导速度明显减慢,感觉神经动作电位波幅明显降低。

[诊断]

（1）定位诊断　最初症状为双手指端麻木，症状对称、持续存在，麻木感逐渐发展至双手手掌、双足，有手套、袜套样的浅感觉减退；双下肢位置觉、振动觉等深感觉及形体觉、定位觉和两点辨别觉等复合感觉减退；双下肢远端肌力 5 - 级，近端肌力 4 级，双手骨间肌萎缩、四肢腱反射减弱；综合上述异常体征定位于周围神经。

（2）定性诊断　患者以双侧手足麻木伴步态不稳为主要症状，慢性起病，病程长达 3 年余，症状反复，进行性加重，肌电图提示周围神经损害，脑脊液检查提示蛋白—细胞分离现象，激素冲击治疗有效，CIDP 诊断明确。近 1 个月患者感冒后症状加重，脑脊液检查提示蛋白—细胞分离，结合患者的病史、症状、体征，考虑CIDP 复发。

（3）最终诊断　CIDP 复发。

[治疗及转归]　给予糖皮质激素、免疫球蛋白等免疫治疗及 B族维生素营养神经治疗后，患者站立不稳、走路时左右摇摆的症状较入院时明显改善，出院时仍觉手足麻木，嘱严格遵照医嘱坚持激素维持量治疗，同时注意避免受凉感冒、劳累、大的情绪波动等诱因。该患者随访近 3 年，病情未再复发，遗留有手足麻木、走路欠稳感。

🔬 病例分析

（1）CIDP 是一类由免疫介导的获得性运动感觉神经脱髓鞘性多发性神经病，病情呈慢性进展或缓缓复发。典型临床表现为双侧对称性近端或远端肢体无力伴感觉障碍。CIDP 的诊断目前仍为排除性诊断。符合以下条件的可考虑该病：①症状进展超过 8 周，慢性进展或缓解复发；②临床表现为不同程度的肢体无力，多数呈对称性，少数为非对称性，近端和远端均可累及，四肢腱反射减弱或消失，伴有深、浅感觉异常；③脑脊液蛋白—细胞分离；④电生理检查提示周围神经传导速度减慢、传导阻滞或异常波形离散；⑤除外其他原因引起的周围神经病；⑥糖皮质激素治疗有效。本例患者病程长达 3 年，慢性进展，有缓解复发，临床表现为手足麻木、站立步态不稳、肢体无力，有深感觉障碍，肌电图提示周围神经损害，脑脊液蛋白—细胞分离明显，排除多发性硬化，否认糖尿病等，多次糖皮质激素治疗有效，考虑该病。

（2）鉴别诊断。①多发性硬化：是一种以中枢神经系统白质脱髓鞘为主要病理特点的自身免疫性疾病，大多数患者表现为反复发作的神经功能障碍，多次缓解复发，病情每况愈下。最常累及的部位为脑室周围白质、视神经、脊髓、脑干和小脑，临床症状和体征多种多样，可有肢体无力、感觉异常、共济失调、精神症状等表现。本例患者有双下肢麻木、共济失调的表现，但为亚急性起病，症状持续存在，无缓解的过程，进行性加重，肌电图呈周围神经损害表现，不考虑多发性硬化。②慢性脊髓压迫症：进展缓慢，主要表现为神经根症状、感觉障碍、运动障碍、反射异常、自主神经症状和脊髓刺激症状。CT 或 MRI 可显示脊髓受压，MRI 能清晰显示椎管内病变的性质和周围结构变化。本例患者慢性起病，进行性加重，有束带感，但无运动障碍、自主神经症状及脊髓刺激症状，且颈椎 MRI 未显示脊髓受压，可以考虑排除脊髓压迫的可能。

病例点评

本例患者依据诊断标准诊断明确，治疗主要采用免疫疗法，激素对 CIDP 的疗效肯定，但缓解后易复发的问题一直是关注的焦点。减药或停药后若病情恶化，则再次治疗时需增加剂量，该病例即属于此。第 1 次治疗后自行停药致病情复发，第 2 次采取病情稳定后逐渐减量维持的方法，取得满意疗效达 1 年之久，这表明激素治疗不仅要掌握好用药剂量，还要注意用药的持续时间和减药停药的速度。遗憾的是，患者由于受凉感冒症状导致第 3 次复发，受凉感冒、劳累、情绪不稳定均是免疫性疾病患者自身免疫异常启动的危险因素，这在患者宣教方面尤应注意提醒。

另外，目前研究显示 MRI 可以发现肥大的神经根和反复脱髓鞘后的病灶，也可以显示轴索病变，增强检查可以显示新发活动病灶，这均有助于 CIDP 的诊断。提醒临床医师接诊相似患者可完善 MRI 检查，为诊断及预后评估提供帮助。

参考文献

1. 中华医学会神经病学分会神经肌肉病学组，中华医学会神经病学分会肌电图及临床神经电生理学组，中华医学会神经病学分会神经免疫学组. 中国慢性炎性脱髓鞘性多发性神经根神经病诊疗指南. 中华神经科杂志，2010，43（8）：586－588.

009
面肩肱型肌营养不良

病历摘要

患者，男性，45岁。主因"渐进性双上肢无力伴肌萎缩9年"入院。

[现病史] 患者9年前开始出现双上肢无力，重体力劳动时明显，以右上肢近端无力为著，尚不影响日常生活。此后双上肢无力症状缓慢加重，4年前出现提重物困难，并发现双上臂肌肉萎缩，以右上臂及左肩部肌肉萎缩尤为明显，右上肢后举时不能接触背部。2年前自觉双上肢无力较前加重，尚可上举，但负重较困难，双手握力尚可，可完成系纽扣、系鞋带等精细动作。病程中无发热、无双眼睑下垂、晨轻暮重，无明显肌肉跳动感，无疼痛、麻木等感觉异常，无言语障碍、吞咽困难，无头痛、恶心、呕吐等不适

症状，双下肢无明显异常。患者自幼吹气球费力，不能做引体向上。自发病以来，精神、睡眠、饮食尚可，大小便正常，体重无明显改变。

［既往史、个人史及家族史］ 均无特殊。

［查体］

（1）一般检查 心、肺、腹（－）。

（2）专科检查 口周表情肌肌力下降，左上肢近端肌力4＋级，右上肢近端肌力3＋级，远端肌力5级，双下肢肌力5级；左侧前锯肌、左侧冈上肌、左侧冈下肌、左侧三角肌、右侧冈上肌、右侧冈下肌、双侧肱二头肌、双侧肱三头肌、肋间肌肌容积减少；翼状肩胛；双上肢肌张力减弱，双上肢腱反射减弱。余无阳性体征。

（3）辅助检查 ①肌酸激酶120.00 U/L（参考区间24～195 IU/L），肌酸激酶同工酶MB 10.50 U/L（参考区间0～24 IU/L）。②血液生化、血常规、甲状腺功能、贫血指标等均在正常范围。③电生理：针极肌电图示右侧肱二头肌纤颤电位及正锐波，重收缩时运动单位电位可见病理干扰项，提示肌源性损伤。④心电图、胸部X线检查正常。⑤颈椎MRI：颈椎轻度退行性改变，颈5～6、颈6～7椎间盘突出，椎管局部狭窄。⑥肌肉活检及基因检测：患者拒绝，未能进行该两项检查。

［诊断］

（1）定位诊断 面肌、双侧肩胛带肌肌力下降，翼状肩胛，双侧肩胛带肌、双上臂肌肉萎缩，双上肢腱反射减弱，不伴感觉异常，无晨轻暮重现象，定位于肌肉或脊髓前角运动神经元，结合肌电图示肌源性损害，定位于肌肉。

（2）定性诊断 慢性病程，隐袭起病，进行性加重，自幼吹气球费力，不能做引体向上，成年后出现进行性加重的双上肢无力，肌肉萎缩呈典型的区域性分布，主要累及颜面、肩胛带和上肢近端，肩胛带肌受累显著。患者虽无家族史，但自幼发病，考虑遗传病可能性大，结合患者受累肌群的分布及肌电图结果，考虑为面肩肱型肌营养不良（facio-scapulo-humeral muscular dystrophy，FSHD）。

（3）最终诊断　面肩肱型肌营养不良。

［治疗］　该病目前尚无有效的治疗方法，只能对症支持治疗。为改善患者肌肉功能，防止因严重肌肉萎缩而致肢体挛缩和畸形，鼓励患者适当运动、按摩。因未完成肌肉活检及基因检测，建议患者定期随访。

病例分析

本例患者为中年男性，隐袭起病，自幼吹气球费力，中年开始出现进行性加重的双上肢肌近端的无力及肌萎缩，肌肉萎缩呈典型的区域性分布，主要累及颜面、肩胛带和上肢近端，肩胛带肌受累显著，病程中无明显肌肉跳动感、麻木疼痛等感觉异常，言语、吞咽及呼吸功能正常。这些症状表现与面肩肱型肌营养不良的发病特点极为相似，但由于缺乏家族史，且早期症状不明显，而成年发病的进行性肌病较少见，因此本病例长时间未得到明确诊断。后经追问病史，得知患者从青春期即开始出现面肌及肩胛带肌无力的现象，提示患者是从青春期开始发病，符合大多数进行性肌营养不良的发病特点，再结合患者肌无力呈进行性加重，主要受累肌群为面肌、肩胛带肌及肱二、肱三头肌，有典型的区域性分布，虽然肌酶为正常范围，但肌电图提示肌源性损害，综合分析可以考虑为面肩肱型肌营养不良的诊断。

由于未完成肌肉活检及基因相关检测，有必要和以下几种疾病进行鉴别。①成人近端型脊肌萎缩症：也是一种神经系统的常染色体遗传性疾病，临床上以四肢近端肌萎缩无力为主要表现，其病理表现主要为脊髓前角运动神经元丢失，故除了存在四肢近端对称性肌萎缩无力、不会有感觉异常等特点外，还会出现肌束颤动、肌电图为神经源性损害等表现，本病例可排除。②线粒体肌病：亦属于遗传代谢病的一种，是由于进行氧化磷酸化制造能量的主要场所——线粒体结构或功能异常导致的肌肉受累，主要表现是骨骼肌极度不能耐受疲劳，轻微活动后即感疲乏，以四肢近端为主，但休息后可好转，肌肉乏力同时会有肌肉酸痛和压痛，但肌萎缩少见，病程中还会出现对称性持续性眼睑下垂和眼球活动障碍等，本病例明显不符。③进行性肌萎缩：是运动神经元病的一个类型，临床仅表现为下运动神经元受损症状、体征。多于 30 岁左右发病，男性多见，隐袭起病。首发症状常为单侧或双侧手部小肌肉及上肢远端肌萎缩、无力，可出现爪形手，之后逐渐累及前臂、上臂及肩胛带肌等肌群。有下运动神经元受损体征，如肌束震颤、肌张力减弱、腱反射减弱和消失，无感觉障碍，括约肌功能不受累，肌电图可见典型神经源性损害。本例患者临床表现与此病相似，表现为进行性肌无力，但以双上肢近端为主，双手部肌肉未受累，无肌束震颤，且有面部肌肉无力表现，肌电图提示肌源性损害，故排除该诊断。④多灶性运动神经病：是运动神经末端受累为主的进行性周围神经病，感觉神经多不受累。临床多表现为慢性非对称性肢体远端无力，以上肢多见，不伴有锥体束受损的表现，常不伴感觉障碍。临床易与早期面肩肱型肌营养不良混淆，但多灶性运动神经病肌电图可见多灶性运动传导阻滞和纤颤波，血清单克隆或多克隆神经节苷脂 GM1 抗体滴度升高。本例患者除双上肢近端肌肉无力、萎缩外，还伴有面肌无力，肌电图无运动传导阻滞，可鉴别。

病例点评

本例患者表现为缓慢进展的双上肢近端无力，查体可见典型的
"肌病面容"、肩胛带肌萎缩，符合此病的基本临床表现，结合肌电
图肌源性损伤，患者虽未行基因检测及肌肉活检但可临床诊断。

值得注意的是，患者肌酶可为正常范围（早期血清肌酶可显著
增高，晚期则逐渐降低），因此在诊断过程中，通过肌电图检查提
示为慢性肌源性损伤尤为重要，同时应积极进行三角肌肌肉活检，
肌肉活检虽无特异性，但对诊断有重要的支持参考价值，而基因检
测4q35 区域 *D4Z4* 重复序列拷贝数小于10（38 kb）则为确诊依据。

据文献报道面肩肱型肌营养不良散发病例极少见，应在随访中
对患者及家属进行疾病知识的宣教，争取家族成员的就诊及基因
检查。

此病目前尚无特效的治疗药物，有研究表明极量的高强度踏车
运动，更适合该类患者的运动康复。

参考文献

1. UPADHYAYA M, MACDONALD M, RAVINE D. Prenatal diagnosis for
faccioscapulohumeral muscular dystrophy（FSHD）. Prenat Diagn, 1999, 19（10）:
959 – 965.

2. ANDERSEN G, HEJE K, BUCH A E, et al. High-intensity interval training in
faccioscapulohumeral muscular dystrophy type 1: a randomized clinical trial. J Neurol,
2017, 264（6）: 1099 – 1106.

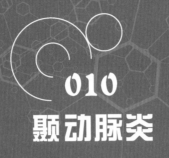

010
颞动脉炎

病历摘要

患者，男性，60岁。主因"头痛9个月，头晕1个月，视力、听力下降半月余"入院。

[现病史] 患者9个月前开始出现头痛，双侧颞部、额顶部跳痛或针刺样痛，程度中重度，不伴有发热、恶心、呕吐、畏光、畏声、视物模糊、肢体无力麻木等。不能自行缓解，自服"去痛片"等镇痛药物数小时后可稍减轻，但间隔数小时或1～2天再次加重，每次均为急性发作。曾在多家医院门诊就诊，以"功能性头痛"给予川芎茶调颗粒、都梁软胶囊等口服药物治疗，疗效不佳。此后一直间断服用各种镇痛药物（具体不详）。1个月前卧床休息中突发眩晕、恶心、呕吐，不伴明显耳鸣、听力减退等，症状持续，与体

位无明确关系，就诊于当地医院考虑"梅尼埃病"给予相关治疗，旋转感及恶心、呕吐好转，但遗留头晕不适，活动时明显。半个月前晚上休息中突然出现左耳耳鸣，右眼眼皮跳动感，次日晨发现右眼视力、左耳听力明显下降，当地医院就诊未明确病因，转诊至我院。

[既往史] 患者曾因胸憋、心前区闷痛行心脏冠状动脉造影，显示冠状动脉纤细，诊断为"冠心病"，未规律服药，偶有心前区不适。否认高血压、糖尿病等病史。

[个人史] 吸烟40年，1包/天，戒烟半年；少量饮酒30年，戒酒6年。

[婚育史及家族史] 无特殊异常。

[查体]

（1）一般检查 血压140/83 mmHg，心率70次/分。体形偏瘦，皮肤黏膜、淋巴结、心、肺、腹等未见特殊异常。

（2）专科检查 神清语利，智力正常，脑膜刺激征（-）。右眼指动视力，直接光反应迟钝，间接光反应正常；左眼视力正常，直接光反应正常，间接光反应迟钝。右耳听力减退明显，骨气导均下降。双颞额顶部皮肤痛觉过敏，触痛（+），枕骨下肌压痛（+）。其余颅神经、感觉系统及运动系统未见明显异常体征，病理征（-），共济运动未见明显异常。

（3）辅助检查 ①头部MRI平扫加增强：双侧半卵圆中心、侧脑室旁缺血灶，双侧乳突炎，脑动脉硬化；未见明显占位、炎性、脱髓鞘改变。②2次ESR检查分别为86、120 mm/h；CRP 54 mg/L（正常<8 mg/L）；甲状腺系列、肿瘤系列、HIV、USR、结核抗体等检查结果未见异常。③血管炎筛查：α-髓过氧化物酶（α-MPO）（+），余未见异常；类风湿筛查：类风湿因子（RF）20 IU/mL，余未见异常；抗心磷脂抗体（ACA），抗可溶性抗原（ENA）多肽性均未见异

常。④腰穿脑脊液检查示初压 170 mmH$_2$O，末压 70 mmH$_2$O，澄清透亮；血常规检查结果未见明显异常；血生化检查中，糖、氯化物、腺苷脱氨酶结果正常，蛋白 1.34 g/L，IgG、IGA 略高。

[诊断]

（1）定位诊断　头痛，以颞额顶部为著，跳痛或针刺样，定位于颅内外痛敏结构，包括脑膜、神经、肌肉、血管等；双侧颞额顶部痛觉过敏，定位于双侧三叉神经眼支；曾出现眩晕伴恶心呕吐，定位于前庭系统；右眼视力减退定位于右视神经、右眼动脉或视网膜中央动脉；左耳感音神经性耳聋定位于左听力感受器，如 Corti 氏器、耳蜗神经、听神经核及听觉通路。综合以上定位于脑膜、血管、颅底、脑干等，结合头部 MRI 平扫及增强的结果，考虑血管受累可能性最大。

（2）定性诊断　患者老年，新近出现以颞额顶部为著、呈跳痛或针刺样的头痛，数月后又陆续出现视力下降、眩晕、听力下降等症状，实验室检查结果示 ESR 增快和 CRP 增高，综合以上考虑颞动脉炎可能性大。

（3）最终诊断　颞动脉炎。

[治疗及转归]　给予甲强龙治疗 3 天后头痛症状开始明显减轻，听力明显恢复，视力部分恢复，头晕症状减轻。激素治疗 1 周时复查 ESR 为 21 mm/h，CRP 为 3.1 mg/L，激素治疗的效果进一步支持颞动脉炎的诊断。

病例分析

颞动脉炎是一种原因不明的系统性坏死性肉芽肿性动脉炎，常累及大型、中型动脉，主要是主动脉弓及其分支，亦可累及主动脉的远端动脉及中小动脉（如颞动脉、颅内动脉、眼动脉），尤以颞浅动脉最常见。因受累血管的部位不同，该病临床表现复杂多变，病程中既可出现头痛、眼肌麻痹、视觉障碍、听觉障碍、脑卒中、心绞痛、颞动脉条索状肿块并压痛等血管炎的相关表现，也可出现发热、体重减轻、乏力、厌食、肌痛、关节痛、贫血等全身性症状。目前对该病的诊断仍参考美国风湿病协会 1990 年的诊断标准：①发病年龄≥50 岁；②新近发生的头痛；③颞动脉压痛、触痛、搏动减弱；④ESR 增快≥50 mm/h；⑤颞动脉活检示以单核细胞为主的浸润或肉芽肿性炎为特点的血管炎，具备以上 5 项中 3 项即可确诊。本例患者未行颞动脉活检，但符合其中的①②④项，诊断明确，且激素治疗后恢复迅速，亦是诊断正确的佐证。

本例患者以头痛、多颅神经（三叉神经、前庭神经、听神经、视神经）受损为主要表现，而"多颅神经损害"不仅是颞动脉炎的主要变现，结合病例还要注意与以下疾病鉴别。①肿瘤、慢性炎性疾病：如结核、布鲁氏菌病、梅毒等可出现脑膜、多颅神经损害，但这几种情况均有较长的病史，有发热、纳差等消耗性的全身症状及基础疾病的相应症状，可通过头部影像学、脑脊液常规生化、USR、HIV、肿瘤筛查等辅助检查排查。②Susac 综合征（视网膜耳蜗脑血管病变）：发病可能与自身免疫介导的微小血管炎引发内皮细胞损害，导致大脑、视网膜和耳蜗的微动脉阻塞和微小梗死有关，典型的临床三联征包括急性脑病、视网膜动脉分支闭塞和听力丧失。其中脑病可表现为头痛、意识模糊、记忆力丧失等；视网膜受累，可出现视力障碍；头痛 + 视力障碍 + 听力障碍可成为该病的特征性表现，与本病的鉴别有一定难度。Susac 综合征起病平均年龄为 31 岁，较颞动脉炎年轻，除此外，两者的鉴别主要在于辅助检查，颞动脉炎特征性的辅助检查是 ESR 和 CRP 的增高，而 Susac 综合征的特异性主要表现在头部 MRI、视网膜荧光血管造影、

笔记

听力测定上，如头部 MRI 显示 Susac 综合征患者中枢神经系统受累，常见部位如胼胝体、脑室周围白质、半卵圆中心等处；视网膜荧光血管造影可显示视网膜外周动脉分支闭塞和梗死，闭塞动脉部位呈树枝样节段性染色。听力测定主要是感音性聋，常为低频和中频损害，这些特点都是颞动脉炎所不具备的。

病例点评

本例患者"头痛"病史长，多家医院误诊为"原发性头痛"，给予多种止痛药物治疗，使病情迁延，直至出现头晕、视力听力减退，转诊至我院后终得确诊，给予相应的激素治疗，病情很快得到缓解。分析长达 9 个月误诊的原因，一则忽视了继发性头痛的排查：60 岁的中老年患者，既往无慢性反复性头痛病史，突然发作的首次头痛，是继发性头痛的预警信号，应想到完善相应的辅助检查逐一排查，该病例若在早期查明病因，诊断过程就会简单很多；二则颞动脉炎是成人最常见的系统性血管炎，最大的危险因素就是高龄，本病多发生于 50 岁以上人群；而老年人因动脉硬化，头痛头晕是常见症状主诉，但常表现为非特异的、时轻时重的特点，若一位老年人出现特异性头痛，一定要把颞动脉炎作为首先排查的疾病，行 ESR 和 CRP 检查，避免误诊。

参考文献

1. NESS T, BLEY T A, SCHMIDT W A, et al. The diagnosis and treatment of giant cell arteritist. Dtsch Arztebl lnt, 2013, 110 (21): 376 – 385.

2. HUNDER G G, BLOCH D A, MICHEL B A, et al. The American College of Rheumatology 1990 criteria for classification of giant cell arteritis. Arthritis Rheum, 1990, 33 (8): 1122 – 1128.

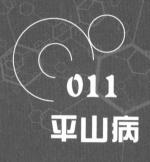

011
平山病

📋 **病历摘要**

患者，男性，16 岁。主因"右手肌肉萎缩 1 年余，加重伴肌无力 3 天"入院。

[现病史] 患者 1 年前发现自己右手肌肉萎缩，因力量无明显减弱、无疼痛及麻木、未出现过肌肉跳动感且肌肉萎缩不明显，对日常学习、生活影响不大，一直未予重视。3 天前搬东西时发现右手力量减弱，手指不能伸直，右手肌肉萎缩较前明显。在某院行肌电图检查提示右上肢神经源性损害（C7 ~ T1 根性或前角可能），我院以"右手无力待诊"收住入院。病程中，患者精神、食欲、睡眠佳，大小便正常，体重无明显增减。

[既往史、个人史及家族史] 均无特殊。

[查体]

（1）一般检查　生命体征平稳，心、肺、腹（-）。

（2）专科检查　神清语利，智力正常；颅神经（-）。右手小鱼际肌、背侧骨间肌萎缩（图11-1）、右前臂肌群萎缩，呈"斜坡征"（图11-2）。右手拇指、示指肌力3级，中指、小指肌力2级，环指肌力1级，右手抬腕（++），其余肢体肌力5级，肌张力正常，腱反射（++）；姿势步态正常，指鼻试验及跟膝胫稳准，无不自主运动；双侧巴氏征未引出。全身感觉对称存在。闭目难立征（-）。

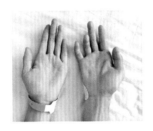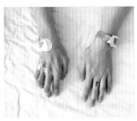

图11-1　右手小鱼际肌、背侧骨间肌明显萎缩

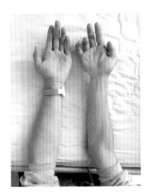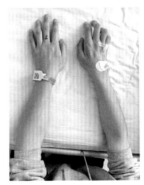

图11-2　右前臂肌群萎缩，呈"斜坡征"

（3）辅助检查　①肌电图：提示颈段脊髓并脊髓前角损害可能，以C7～C8根性为著。②颈椎MRI：常规颈椎MRI显示脊髓变细伴信号异常（图11-3）；屈颈位MRI显示硬膜囊前移、下颈髓受压，硬脊膜外静脉丛扩张（图11-4），考虑平山病。③心电图、胸部X线、心脏彩超、腹部彩超：未见异常。

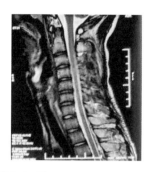

图 11 -3　常规颈椎 MRI 显示脊髓变细伴信号异常

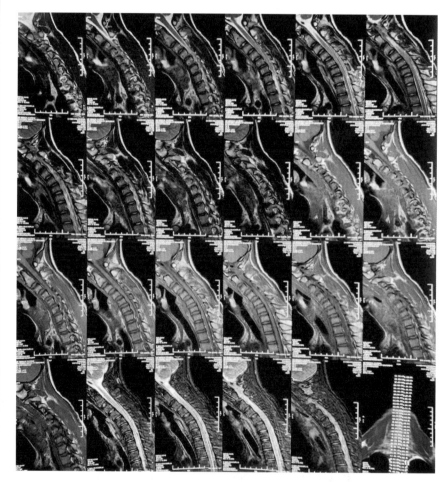

图 11 -4　屈颈位 MRI 显示硬膜囊前移、下颈髓受压

[诊断]

（1）定位诊断　右手内在肌尤其背侧骨间肌、右前臂肌群萎缩

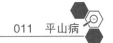

及无力，腱反射（＋＋）、双侧巴氏征（－），考虑下运动神经元病，定位于脊髓前角及以下；肌电图提示右上肢神经源性损害（C7～T1 根性或前角可能），定位于右上肢 C7～T1 根性或前角。

（2）定性诊断　青少年男性、慢性隐袭起病、进行性加重，期间有病情停滞现象，主要表现是双上肢不对称的局限性肌肉萎缩、无力，考虑为平山病（Hirayama disease）可能。

（3）最终诊断　平山病。

[治疗]　持续佩戴颈托，疗程至少 5 年，每天尽可能长时间佩戴，避免长期屈颈工作。住院期间请骨科会诊，嘱患者观察症状改善情况或病情进展，随诊，必要时手术治疗。

病例分析

平山病又称为青少年上肢远端肌萎缩（juvenile muscular atrophy of unilateral upper extremity），1959 年由日本学者 Hirayama 首次报道，以不对称的上肢远端肌力减弱和肌肉萎缩为首发症状，常累及手腕和手指并以骨间肌、小鱼际肌及前臂尺侧肌肉萎缩为著。

平山病发生机制尚未确定，假说之一是椎管与椎管内容物发育不平衡，椎体长于硬膜囊，脊髓和软脑膜在颈部屈曲位时紧张，这种弓弦效应导致颈部屈曲时前索和脊髓前动脉受压，造成下段颈髓前角细胞局部缺血和脊髓前角运动神经元坏死。

颈椎 MRI 是诊断平山病的最佳影像学方法，尤其屈颈位 MRI。部分患者中立位 MRI 仅能看到轻度的颈髓下段萎缩，而屈颈位 MRI 会看到后方硬膜囊前移，形成硬膜外腔间隙的特异性影像表现，可以说硬膜囊前移是平山病的典型征象，如果看到硬膜囊前移，再看到前方脊髓受压变扁，则对平山病诊断具有重要意义。本病例从临床表现、神经电生理及影像学检查几方面来看，均符合平山病的诊断。

平山病是以上肢部分肌肉萎缩、肌无力为主要临床表现，合并颈椎局部异常导致的神经功能障碍，故临床上需要与颈椎或颈脊髓常见疾病，以及引起上肢肌肉萎缩的常见疾病进行鉴别诊断。①多灶性运动神经病：又称多灶性脱髓鞘性运动神经病，目前认为这是一种由自身免疫引起的、运动神经多灶性受累的多发单神经病，主要表现为非对称性的、缓慢进展的、以上肢为主的肢体无力，常伴有肌肉萎缩，感觉神经不受累。电生理显示运动神经部分传导阻滞是其特点。多数患者身体状况较为稳定，极少数患者症状可以自然缓解，应用免疫治疗可使症状有所改善。本例患者的临床表现与多灶性运动神经病相符，但病程中有症状停滞现象，神经电生理及颈部 MRI 均可排除该病。②运动神经元病：好发于中老年患者（40～60 岁），多隐匿起病，持续进展，多数患者表现为单侧肢体局部肌无力、肌肉萎缩，逐渐累及其他部位或肢体；部分患者可以延髓受累症状为初始表现，因起病部位不同可出现肢体无力、吞咽困难、呛咳、口齿不清，甚至呼吸困难等表现，多数患者最终因呼吸肌无力导致呼吸困难而危及生命。一般无感觉障碍。患者多存在至少一个肢体腱反射活跃或亢进等锥体束征阳性表现。根据起病部位不同，早期神经电生理检查仅提示相应部位的失神经改变，随着病程进展可逐渐累及脑干、颈段、胸段、腰骶段 4 个区域中的 3 个或以上。颈椎 MRI 检查多无明显脊髓、神经根受压，以及椎管或椎间孔局部狭窄等异常表现，由此可与平山病鉴别开来。③颈椎病伴上肢肌萎缩：好发于中老年患者，病程多缓慢进展。根据主要受累肌肉不同，可分为近端型（以三角肌、肱二头肌萎缩为主）与远端型（以手内在肌萎缩为主），多数患者无或仅有轻微感觉减退，病程较长者可出现不同程度的肢体感觉障碍。患者通常不存在腱反射亢进等锥体束征表现，部分病程较长者可出现下肢腱反射活跃或亢进，以及 Hoffmann 征阳性等表现。神经电生理检查通常提示中下颈段的脊髓前角或神经前根受损，呈节段性，且损害多为单侧或双侧呈不对称性。颈椎 MRI 检查可见颈椎明显退行性改变，并存在明显的椎管和（或）椎间孔局部狭窄，以及相应神经结构受压等表现。根据该患者目前的临床表现及辅助检查，可以排除该病。

病例点评

本病例为临床表现及颈椎 MRI 表现均典型的平山病，平山病起病隐匿，症状表现与运动神经元病相似，但预后截然不同，提高对此病的认识极为重要。遇到青少年、不对称的远端肌肉萎缩无力时，要想到该病，首先行 MRI 检查寻求诊断依据，可以尽快给予患者正确的诊治。再就是平山病的肌肉萎缩无力会给患者带来担心焦虑，实践工作中就该病的预后要和患者做好沟通。平山病为自限性疾病，起病后 3～4 年内会逐渐进展，随后病情趋于平稳，甚至会自行缓解。

参考文献

1. HIRAYAMA K, TOMONAGA M, KITANO K, et al. Focal cervical poliopathy causing juvenile muscular atrophy of distal upper extremity：a pathological study. J Neurol Neurosurg Psychiatry, 1987, 50（3）：285－290.

2. FOSTER E, TSANG BK, KAM A, et al. Hirayama disease. J Clin Neurosci, 2015, 22（6）：951－954.

3. KIESER D C, COX P J, KIESER S C J. Hirayama disease. Eur Spine J, 2018, 27（6）：1201－1206.

012
强直性肌营养不良

病历摘要

患者，男，40岁。主因"进行性双上肢无力6年、双下肢无力1年"入院。

[现病史] 患者6年前无明显诱因逐渐出现双手无力，笨拙感明显，握力差，病情进行性加重，近1年双手不能持重且双下肢亦感无力，行走呈鸭步，左下肢有踩棉花感。病程中不伴有肢体麻木、肌肉跳动、明显肌肉萎缩、言语含糊等症状。曾在当地医院就诊，未明确诊断。

[既往史、家族史] 无异常。

[婚育史] 未生育。

[查体]

（1）一般检查　生命体征平稳，心、肺、腹（－），前额秃顶，面容瘦长。

（2）专科检查　四肢肌肉无明显的萎缩或肥大，无肌肉压痛，四肢近端肌力5级，双上肢远端肌力3级，双下肢远端肌力4级，双手紧握拳后张开困难，舌肌、鱼际肌叩击后可见肌球；四肢腱反射（＋），双侧巴氏征未引出，余神经系统查体未见明显异常。

（3）辅助检查　①实验室检查：血、便、尿常规、肝肾功能、心肌酶、血沉、多肿瘤标志物等均未见明显异常。②心电图：窦性心律，一度房室传导阻滞。③胸部正位X线：右下肺纵隔旁软组织密度影。④胸部CT：右前纵隔占位。⑤双眼裂隙灯：双眼晶状体轻度混浊，眼底未见明显异常。⑥头部MRI：双侧侧脑室旁、半卵圆中心及额顶叶皮层下多发腔隙性脑梗死，双侧侧脑室旁白质疏松。⑦双小腿MRI：双侧小腿肌群内脂肪组织浸润，考虑肌肉萎缩（图12－1）。⑧肌电图：运动单位电位（MUP）时限缩短，波幅降低或正常，多相电位增多，重收缩时出现病理干扰相，提示肌源性损害表现；放松时可见肌强直电位发放。⑨肌肉病理检查（左肱二头肌）：肌束内肌纤维数量减少，直径大小不一，散在萎缩肌纤维，固缩核易见，高频出现中心核及多个中心核，Ⅱ型肌纤维优势，Dystrophin染色（＋），考虑肌源性损害，强直性肌不良不除外（图12－2）。⑩基因检测：*DMPK*基因CTG序列存在异常扩增；*ZNF9*基因CCTG序列正常范围（图12－3）。

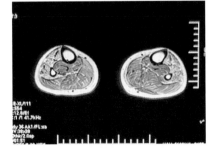

图12－1　患者双侧小腿MRI可见肌肉脂肪化

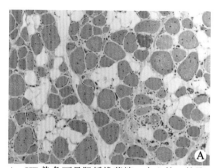

A：HE 染色可见肌纤维萎缩，中心核，核聚集（4×10）

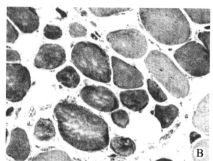

B：NADH-TR 染色显示 II 型肌纤维优势（4×10）

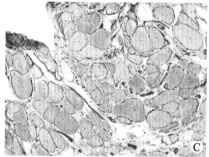

C：FAS 染色未见异常物质沉积（4×10）

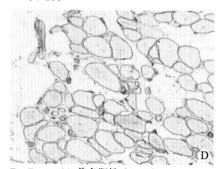

D：Dystrophin 染色阳性（4×10）

图 12 - 2　肌肉病理检查

基因分析报告

病案号：无

基本信息：

受检者	姓名	性别	年龄	样本类型	表型信息
先证者		男	40岁	EDTA抗凝血	患者

项目信息：

检测编号	DD20000266_DmDMPK	检测项目	强直性肌营养不良特殊检测（DMPK基因三碱基重复、ZNF9基因四碱基重复）
任务日期	2020-01-10	报告日期	2020-03-10
检测方法	普通PCR+毛细管电泳		
检测结论	阳性。在本次检测范围内，受检者DMPK基因(CTG)n重复次数为12/>50，提示受检者患强直性肌营养不良1型（DM1）的风险较高；ZNF9基因相应碱基重复次数<30,属于正常范围，请结合其他检测和受检者临床综合诊断。		

图 12 - 3　相关基因检测提示 *DMPK* 基因 CTG 序列存在异常扩增，强直性肌营养不良 1 型的风险较高

［诊断］

（1）定位诊断 四肢对称性无力，远端重于近端，腱反射弱，无病理反射，肌肉活检、双小腿 MRI 提示存在肌萎缩，结合肌电图结果，定位于肌肉病变。

（2）定性诊断 四肢进行性无力，肌强直，肌萎缩，秃顶、瘦长面容，心脏传导异常等症状，结合肌电图特点及基因检查结果，诊断为强直性肌营养不良（myotonic dystrophy，DM）1 型。

（3）最终诊断 DM1；心律失常，一度房室传导阻滞；纵隔占位（性质待定）。

［治疗］ 该病目前尚无特效治疗药物，出院后遵医嘱口服辅酶 Q_{10} 等药物，注意保暖。DM1 患者常有心脏受累，其中心律失常最为常见，如传导阻滞、房扑、房颤、室颤等，为猝死的主要原因。本例患者心电图提示存在Ⅰ度房室传导阻滞，暂无特殊处理，但建议患者每年复查心电图及 24 小时动态心电图，一旦发现 PR 间期延长，即便无症状也需考虑植入起搏器。住院过程中胸部 X 线、胸部 CT 发现右前纵隔占位，建议行手术切除 + 胸腺扩清术，此类患者麻醉风险比较大，患者及家属暂不考虑。

病例分析

1. DM。是一种常染色体显性遗传性疾病，以骨骼肌受累为主，根据基因型分为 DM1 和 DM2，多在 30 岁以后隐匿性起病，男性多于女性，发病率为 13.5/10 万。临床表现主要为肌无力、肌强直、肌萎缩等骨骼肌受累症状，全身肌肉均可受累。DM1 型早期常先累及四肢远端，影响双手动作、行走，进而可累及头面部肌肉、呼吸肌等，由于肌肉萎缩可呈现特征性体征，如"斧状脸""鹅颈"。

DM2 型早期常先累及四肢近端。肌强直主要表现为肌肉用力收缩后不能立即放松，遇冷加重，叩击肌肉后可见肌球。除骨骼肌受累外，还常伴有心律失常、白内障、秃顶、性功能障碍和智力减退等多系统受损症状。肌电图呈典型的肌强直放电，肌肉活检为肌源性损害，血清心肌酶正常或轻度增高。据目前文献统计临床多见 DM1，DM1 致病基因为 *19q13.3 DMPK* 基因端非翻译区 CTG 三核苷酸序列不稳定重复扩增，CTG 序列重复数量与 DM 的病变程度有关，重复拷贝次数越多，起病越早，病情越严重。DM2 型为 *ZNF9* 基因 CCTG 序列重复次数存在异常扩增。本例患者有肌无力、肌强直、肌萎缩等骨骼肌受累症状，存在秃顶、白内障、心律失常、多汗等多系统受损症状，头部 MRI 提示存在颅内白质病变，结合肌电图、肌活检、基因检测，可明确诊断。

2. 鉴别诊断。①进行性肌营养不良症：是一种以肌肉变性为主的遗传性疾病，临床特点为缓慢进行性加重的对称性肌肉无力和萎缩。肌电图表现为肌源性损害。肌肉病理改变主要为肌纤维的变性、坏死、萎缩和再生。本例患者肌电图可见肌强直放电，不考虑该病。②进行性肌萎缩：为运动神经元病的一种，由于运动神经元变性仅限于脊髓前角细胞和脑干运动神经核，仅表现为下运动神经元受损症状、体征，首发症状为双上肢无力，由远端向近端发展，后期累及下肢等全身肌肉，受累肌肉萎缩明显、可见肌肉跳动，肌电图为典型的神经源性损害。该患者符合下运动神经元受损症状，但伴有肌强直及其他症状，结合肌电图可除外该病。

3. 诊治体会。本例患者慢性起病，主要表现为四肢无力，并无肌强直、肌萎缩主诉，家族史无特殊，无与患者类似疾病，考虑到同时感左下肢有踩棉花感，该症状为深感觉受损症状，结合既往有多年装修经历，故周围神经病变不能完全除外，进一步肌电图检

笔记

查示神经传导速度正常，肌源性损害（强直型）。诊治查体过程中注意到患者秃顶、面部瘦长，发现肌强直现象，进一步行相关特殊查体，叩击舌肌、鱼际肌可见肌球。平素多汗，结婚 2 次未生育子女，生殖系统受累可能，综上提示骨骼肌等多系统受累，诊断指向 DM，故进一步肌活检、肌肉 MRI 及基因检测后明确诊断。回顾该病例，诊疗过程还存在不足，比如对 DM 认识不足，查体不够全面。

病例点评

DM 是临床相对少见的一类肌肉疾病，发病率为 13.5/10 万人，应加强对疾病的认识，DM 病程初期肌强直症状并不明显，易被忽略，临床医师询问病史时应详细、具体，对于怀疑 DM 的患者，尤其应注意是否有叩击性肌强直，其较临床表现更容易发现肌强直，其中叩击舌肌、大鱼际肌两处敏感率高。该病例诊疗过程经过一番波折，最后通过全面的神经科查体、问诊，发现存在叩诊肌强直、紧握性肌强直等，肌肉 MRI 提示存在肌萎缩，根据这些蛛丝马迹，考虑 DM 可能，最终通过肌电图、肌活检及基因检测等重要的辅助检查得以明确诊断。DM 属于常染色体显性遗传性疾病，其中少部分为当代突变。该患者无子女，未发现近亲家属（父母、兄弟姐妹等）有类似症状，近亲家属未能行基因检测比较遗憾，故只能推测为当代基因突变。

该患者发现有纵隔占位，查阅文献报道 DM1 具有遗传不稳定性，可能增加肿瘤的发生率，常见并发肿瘤有上皮细胞瘤、胸腺瘤、甲状腺肿瘤、结肠癌等，建议行手术切除 + 胸腺扩清术，但值得注意的是此类患者麻醉风险比较大，需全面评估后再行手术。最后，鉴于本病是遗传性疾病，目前尚无满意的治疗方法，建议进行广泛的遗传咨询。

参考文献

1. WAHBI K, BABUTY D, PROBST V, et al. Incidence and predictors of sudden death, major conduction defects and sustained ventricular tachyarrhythmias in 1388 patients with myotonic dystrophy type 1. Eur Hear J, 2017, 38 (10)：751－758.

2. 李颖，刘飒飒，袁云，等. 以胸痛和晕厥为主要症状的强直性肌营养不良 1 型 1 例报告. 中国神经精神疾病杂志, 2017, 43 (10)：626－627.

3. 利雪阳，马丹旭，蒋嘉，等. 强直性肌营养不良患者麻醉一例. 临床麻醉学杂志, 2018, 34 (4)：414－415.

4. 吴江，贾建平. 神经病学. 3 版. 北京：人民卫生出版社, 2015.

5. TURNER C, HILTON-JONES D. Myotonic dystrophy：diagnosis, management and new therapies. Curr Opin Neurol, 2014, 27 (5)：599－606.

6. BROOK J D, MCCURRACH M E, HARLEY H G, et al. Molecular basis of myotonic dystrophy：expansion of a trinucleotide (CTG) repeat at the $3'$ end of a transcript encoding a protein kinase family member. Cell, 1992, 69 (2)：385.

7. MUELLER C M, HILBERT J E, MARTENS W, et al. Hypothesis：neoplasms in myotonic dystrophy. Cancer Causes Control, 2009, 20 (10)：2009－2020.

笔记

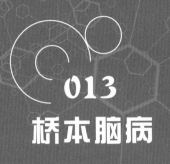

013
桥本脑病

病历摘要

　　患者，女性，67岁。以"四肢无力、反应迟钝1周"入院。

　　[现病史]　1周前如厕后突感四肢无力，需他人搀扶行走，无麻木、疼痛等感觉异常，稍显嗜睡，语言交流反应较平素迟钝。当地医院行相关检查后考虑为"原发性甲状腺功能减退症"，口服左甲状腺素钠片（50 μg/次，2次/天）1周后，四肢无力、反应迟钝的症状无明显缓解，行头部MRI检查示右侧小脑半球、基底节区及左侧丘脑脑梗死（急性期）。转入我院后以"脑梗死"常规给予阿司匹林抗血小板聚集、阿托伐他汀钙调脂稳斑、长春西汀注射液改善血液循环、依达拉奉清除自由基等治疗。治疗过程中，患者逐渐出现胡言乱语及左上肢不自主摸索等现象，坐立困难，仅能完成翻

身等简单活动。

[既往史]　类风湿性关节炎 15 年余，未服用药物治疗。否认高血压、糖尿病等病史。

[个人史]　无特殊。

[查体]

（1）一般检查　双眼睑水肿，四肢可凹性水肿，心、肺、腹（－）。

（2）专科检查　精神差，谵妄状态，言语含糊，声音低沉，仅部分对答切题。双瞳孔等大等圆，直径约 3 mm，直接、间接对光反射存在，眼球各方向运动充分，眼震（－）。双侧额纹、鼻唇沟对称，伸舌居中。左侧肢体肌力 3 级，右上肢肌力 3 – 级，右下肢肌力 2 级，肌张力正常。指鼻试验、跟—膝—胫试验及闭目难立征无法配合。左侧巴氏征（－），右侧巴氏征（＋），颈软无抵抗，克氏征（－），布氏征（－）。

（3）辅助检查　①ESR 30 mm/h。②甲状腺功能：促甲状腺素 > 100.00 mIU/L（0.56 ~ 5.91 mIU/L）、游离甲状腺素（FT4）4.74 pmol/L（7.86 ~ 14.41 pmol/L）、游离三碘甲状腺原氨酸（FT3）3.67 pmol/L（3.8 ~ 6.0 pmol/L）、抗甲状腺球蛋白抗体 274.80 IU/mL（< 4.0 IU/mL）、抗甲状腺过氧化物酶抗体 640.00 IU/mL（0 ~ 9 IU/mL）。③风湿筛查：抗环瓜氨酸肽（cyclic citrullinated peptide，CCP）抗体 176.30 U/mL、α-CCP 627.8 RU/mL、抗突变型瓜氨酸波形蛋白（mutated citrullinated vimentin，MCV）抗体 50.7 U/mL。④脑脊液检查：常规生化、墨汁染色、血需氧 + 厌氧菌培养、自身免疫性抗体和 14-3-3 蛋白化验未见明显异常。⑤颈椎 MRI 及肌电图未见明显异常。⑥甲状腺彩超：甲状腺弥漫性病变，甲状腺双叶高回声结节（TI-RADS3 类）。⑦脑电图：轻度异常脑电图，右侧导联可见弥漫性慢波及尖慢波。

[诊断]

（1）定位诊断　精神差，谵妄状态，言语含糊，声音低沉，部分对答切题，定位于广泛大脑皮层；四肢肌力均减退，右侧巴氏征（＋），定位于双侧皮质脊髓束。

（2）定性诊断　老年女性、亚急性起病、进行性加重；院前化验已提示"甲状腺功能减退"，查体有双眼睑水肿，四肢可凹性水肿；神经系统症状表现为全脑弥漫性损害，故考虑为代谢性脑病可能性大。

（3）最终诊断　桥本脑病。

[治疗及转归]　给予左甲状腺素钠片 50 μg/次，1 次/天；静脉滴注免疫球蛋白（0.4 g·kg^{-1}·d^{-1}，5 天）＋甲泼尼龙（500 mg/d，3 天；250 mg/d，2 天；125 mg/d，2 天）治疗，7 天后出院；出院后改为口服醋酸泼尼松治疗（60 mg/d，每周递减 5 mg），出院 1 个月后随访患者上述症状缓解，基本恢复正常。

病例分析

本例患者为老年女性，患有类风湿性关节炎 15 余年，以"四肢无力、反应迟钝"症状起病，检验提示甲状腺功能减退，甲状腺素替代治疗无明显疗效，后影像学检查又发现急性脑梗死，但常规的抗血小板、调脂稳斑等治疗亦未奏效，且病症出现加重且更加复杂的表现。最终结合患者存在"双眼睑水肿，四肢可凹性水肿"的情况，重审诊断，补充完善了辅助检查，最终确诊。

桥本脑病目前仍然采用的是 Peschen 等 1999 年提出的诊断标准：①脑电图异常；②甲状腺自身抗体升高；③脑脊液蛋白升高出现寡克隆区带；④类固醇激素治疗有效；⑤不明原因的头部 MRI 异

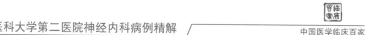

常。满足上列3点即可诊断为桥本脑病。本例患者以卒中样发作起病，伴有明显的精神症状和认知功能障碍，脑电图右侧导联可见弥漫性慢波及尖慢波，化验血清甲状腺自身抗体均明显增高，激素治疗后症状明显好转，符合桥本脑病的诊断标准，治疗后患者病愈。

本病例诊断过程中经历了如下的鉴别诊断。①脊髓炎：本例患者虽以四肢无力为首发症状，但无感觉障碍、大小便功能异常等表现，且颈椎 MRI 及脑脊液检查均未见异常。②神经白塞病：临床特点除口腔黏膜炎、葡萄膜炎和外阴部痛性溃疡三大特征外，会伴发有神经系统损害的症状。本例患者有四肢无力症状，曾患类风湿性关节炎，ESR、尿素、尿酸、Anti-CCP、α-CCP 及 Anti-MCV 均偏高，但无口腔、生殖器溃疡等病史，且血常规、脑脊液常规均无异常，不支持该病。③吉兰—巴雷综合征：多数患者起病前有前驱感染史，常以四肢远端对称性无力为首发症状，可伴感觉障碍及自主神经功能损害。脑脊液存在典型的蛋白—细胞分离现象。本例患者除急性四肢无力外，其他均不符合。④本例患者有明显的精神类症状，尚需与感染性及自身免疫性脑炎相鉴别，但病程中无前驱感染史、查体脑膜刺激征（－）、头部 DWI 序列未见沿皮层走形的异常带状高信号影，脑脊液常规生化检查、墨汁染色、血需氧＋厌氧、分子生物学实验、自身免疫性抗体和 14-3-3 蛋白等检查均未见明显异常，脑电图未见特异性周期性同步放电的三项波，上述考虑均可排除。

病例点评

本例患者最先经历了原发性甲状腺功能减退症及急性脑梗死两

个方向的治疗，治疗失败后重新考虑了诊断，最终确诊为桥本脑病。

桥本脑病的病因及发病机制尚不明确，大多数学者认为其是一种因自身免疫反应累及中枢神经系统而产生的疾病。临床发病主要为两种形式：一是急性发作型，以癫痫、多发性卒中样发作为特征；二是弥漫性进展型，以痴呆、精神症状为特征，也可以是两种形式的混合。本例患者呈现的即是两种发病形式的混合表现。

本例患者曾被误诊为急性脑梗死的原因：一是突然起病，且表现有一定的神经功能缺损症状，二是头部 MRI 检查结果误导了诊断。桥本脑病的头部影像学检查大多正常，可有非特异性异常，如头部 MRI 可见长 T_1、长 T_2 信号病灶，但大多持续时间短，多可在短期内恢复正常，这与脑梗死后会遗留下特征性的异常影像完全不同，本例患者随诊未复查头部 MRI 检查成为憾事。

本病例还提示在临床上遇到意识障碍、精神行为异常等全脑症状时，除了考虑感染性、代谢性、中毒性和副肿瘤性等病因外，不要忽略还存在自身免疫相关性脑病的可能，注意询问是否存在甲状腺疾病史，同时检查甲状腺功能及甲状腺自身抗体。

参考文献

1. FERLAZZO E, RAFFAELE M, MAZZÙ I, et al. Recurrent status epilepticus as the main feature of Hashimoto's encephalopathy. Epilepsy Behav, 2006, 8 (1): 328 - 330.

2. MOCELLIN R, WALTERFANG M, VELAKOULIS D. Hashimoto's encephalopathy: epidemiology, pathogenesis and management. CNS Drugs, 2007, 21 (10): 799 - 811.

笔记

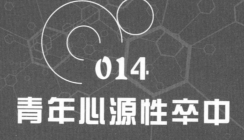

014
青年心源性卒中

📋 病历摘要

患者，男性，18 岁。因拟行先天性心脏病手术入住我院心胸外科，5 天前术前准备期间出现右侧肢体麻木无力，持续不缓解，对日常活动影响不大。3 天前症状加重，行头部 CT 检查排除脑出血后以"脑梗死"转入我科进一步治疗。

[既往史] 患者患先天性心脏病 18 年。出生后 7 天发现口唇青紫，哭闹时为甚，就诊于当地儿童医院，听诊发现心脏杂音，行心脏彩超示先天性心脏病（心内膜垫缺损），镜像右位心，肺动脉狭窄，因父母担心手术风险高，一直未行手术治疗。1 个月前因出现咳嗽、咳白痰伴气短、间断双下肢水肿，就诊于当地医院，给予利尿（具体不详）等对症治疗，上述症状略缓解；因拟行先天性心

脏病手术封堵治疗入住我院胸外科，检查出现双侧胸腔积液（详见辅助检查），给予双侧胸腔闭式引流术。

［既往史及家族史］ 无特殊。

［个人史］ 平素活动耐力与同龄人相比略差，身高、体重与同龄人相同。

［查体］

（1）一般检查 生命体征正常平稳，口唇青紫，可见杵状指。双下肢无明显水肿。

（2）专科检查 ①心尖冲动位于第5肋间，右锁中线处。心界向右侧扩大，左右心界相反，心律齐，胸骨右缘第2～第4肋间及心尖部可闻及广泛的3/6级喷射性粗糙收缩期杂音，P2亢进，并伴有震颤，向颈部及右颈部传导，左侧胸部广泛传导。未闻及心包摩擦音，无大血管枪击音和毛细血管搏动征。②神经系统阳性体征：右上肢近端肌力4级，远端3级，右下肢肌力4级；左侧肢体肌力5级，双侧巴氏征（＋）。美国国立卫生研究院卒中量表（National Institute of Health stroke scale，NIHSS）评分2分。

（3）辅助检查 ①血常规：红细胞计数、血红蛋白浓度偏高，最高达红细胞数 6.02×10^{12}/L、血红蛋白浓度203.0 g/L、血小板数 373.00×10^{9}/L。②脑钠肽（brain natriuretic peptide，BNP）2036.83 pg/mL。③D-二聚体为1964 ng/mL。④吸氧后血气分析：pH 7.46，氧分压（partial pressure of oxygen，PO_2）52 mmHg，二氧化碳分压（partial pressure of carbon dioxide，PCO_2）34 mmHg，血氧饱和度（oxygen saturation，SO_2）88%。⑤Holter：窦性心动过速，频发房性期前收缩、室性期前收缩。⑥心脏三位片：双肺纹理增重，心脏增大，镜面右位心。⑦腹部彩超：腹腔脏器位置转位，肝脏位置异常，右侧肝脏内高回声结节（血管瘤可能），胆囊位于左

侧腹腔，体积小，壁毛糙增厚，腹腔未见脾脏回声（缺如可能），腹腔少量积液，胰腺及双肾未见明显异常。⑧心脏彩超：复杂先心病，镜像右位心，心内膜垫缺损（完全型），肺动脉口狭窄，大动脉异位，心包积液（微量），心腔扩大；射血分数（ejection fraction，EF）48%。⑨肺动脉CTA：镜面右位心，心影增大，双侧胸腔积液、心包积液。⑩双下肢静脉彩超：大致正常。⑪发泡试验：静止状态时阴性；Valsalva动作因患者配合度差未能进行。⑫头部MRI+DWI+MRA+MRV：左侧额叶、双侧顶叶、双侧枕叶、双侧侧脑室旁、左侧基底节区、脑桥、右侧小脑异常信号影，考虑脑梗死（急性期）；鼻窦炎；脑血管发育不良伴狭窄；左侧横窦、左侧上矢状窦、左侧颈内静脉较对侧纤细，结合临床（图14-1）。

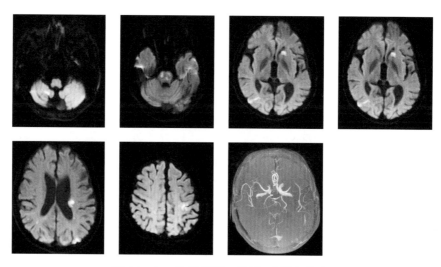

图14-1 头部MRI+DWI+MRA检查

[诊断]

（1）定位诊断 右侧肢体无力、肌力减退、双侧巴氏征（+），定位于双侧皮质脊髓束。

（2）定性诊断 青少年男性，急性起病，既往先天性心脏病，存在局灶性神经功能缺损症状及体征，考虑为急性脑血管病，结合影像学检查结果，考虑为急性缺血性脑血管病。

（3）最终诊断　急性脑梗死（心源性栓塞），先天性心脏病、心内膜垫缺损（完全型）。

[治疗及转归]　患者急性脑梗死诊断明确，考虑此次发病是由先天性心脏病致心源性栓塞可能性大，因目前暂无先天性心脏病致脑梗死的二级预防策略，参照房颤相关脑梗死"1-3-6-12"原则，转入我科后继续抗血小板聚集治疗 2 天，第 3 天启动抗凝治疗，右侧肢体无力逐渐好转，转胸外科进一步评估先天性心脏病手术指征及风险。

病例分析

患者头部 MRI 检查示脑梗死，病灶多发，累及左侧额叶、双侧顶叶、双侧枕叶、双侧侧脑室旁、左侧基底节区、脑桥、右侧小脑等部位，涉及多个供血区域，多个病灶在皮层及灰白质交界区，且病灶信号新旧不一，病灶特点符合心源性脑卒中的影像学表现。

本例患者存在完全型心内膜垫缺损，这是由心内膜垫发育异常所致的一类心脏畸形，形态特点是房室间隔消失，仅有一组房室瓣，而且在其上下方分别存在房间隔缺损和室间隔缺损，心内动静脉完全混合，机体长期缺氧，红细胞代偿性增多，血液黏稠度增高，血流变慢，这样的易栓环境易引起脑部血栓形成。另外，在正常情况下，肺毛细血管床起过滤作用，可阻止静脉栓塞物质进入动脉循环，如果房室间隔存在缺损，产生了右至左的分流，会使栓子不经过肺的过滤而直接进入动脉循环，这也是先天性心脏病患者导致缺血性脑卒中的最常见的机制之一。

青年缺血性脑卒中的病因及危险因素复杂多样化，包括血管性因素、血液系统疾病因素、心源性因素、感染性因素、遗传代谢因素及其他致病因素。与老年人相比,传统危险因素所占比例相对较低,相比较而言心源性栓塞是青年缺血性卒中常见原因,常由于先天性心脏病、心律失常、感染性心内膜炎、心脏瓣膜病、心肌病等特殊病因所致,本例患者为完全性心内膜垫缺损型先天性心脏病,其发生缺血性卒中的风险几乎是普通人群的 11 倍,治疗包括抗血小板聚集、抗凝和手术,需根据不同病因及病理生理机制选择个体化治疗方案。该病例依据可能的发病机制,结合血常规、D-二聚体等化验结果,适时给予了抗凝治疗,取得了良好的效果。

病例点评

脑卒中是多病因、多发病机制的疾病,特别是青年卒中,病因常是非动脉粥样硬化性的其他疾病,如心脏病、血液病、代谢相关、免疫炎症相关、肿瘤相关疾病等,所以临床诊断难点在于病因查找和发病机制分析,如此才能进行针对性治疗和预防。

临床中,完全性心内膜垫缺损型且前期未进行手术干预的患者,可存活至成年已属少见,在青年卒中患者中,此类先天性心脏病病因应引起足够重视,并注重脑血管病相关预防,降低发生脑血管病风险。目前,先天性心脏病并发脑梗死患者脑血管病规范化的二级预防治疗证据不足,应该结合患者先天性心脏病的主要类型及其合并的情况评估抗凝及抗血小板的利弊风险,以更好地了解脑梗死与先天性心脏病的关系,以及抗血小板和抗凝血药物在这一人群中的安全性;另外,启动二级预防时机的选择亦需进一步开展研究明确。

参考文献

1. MANDALENAKIS Z, ROSENGREN A, LAPPAS G, et al. Ischemic stroke in children and young adults with congenital heart disease. J Am Heart Assoc, 2016, 5 (2): e003071.

笔记

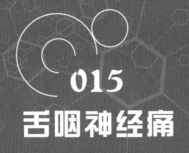

015
舌咽神经痛

病历摘要

患者，男性，38 岁。主因"发作性咽部疼痛 3 个月，加重伴声音嘶哑 1 个月"就诊。

[现病史] 患者 3 个月前受凉后出现间断一过性咽部疼痛，呈电击样或针扎样，多持续几分钟后缓解，进食、进水时诱发，伴轻微咳白色泡沫样痰，口服罗红霉素治疗，效果差。咽部疼痛程度渐加重，2 个月后出现声音嘶哑，痰量增多，伴饮水呛咳，因疼痛惧怕吞咽，拒绝进食。就诊于当地医院诊断为"支气管炎"，给予左氧氟沙星、哌拉西林舒巴坦抗感染治疗 13 天，咽痛及饮水呛咳有所好转，可少量进食。出院 3 天后咳嗽、咳痰及咽部疼痛再次加重，就诊于本院门诊考虑为"舌咽神经痛（glossopharyngeal neuralgia，GPN)"，给予卡马西平（100 mg/次、3 次/天）治疗 5 天，咽喉部疼痛较前稍有改善，余症状无缓解。

[既往史]　患者 15 年前发生车祸后造成多发骨折、高位截瘫，遗留四肢活动障碍、感觉障碍，大小便失禁；近 3 年逐步出现脊柱僵硬活动受限，曾于北京某医院诊断为强直性脊柱炎（ankylosing spondylitis，AS）。

[查体]

（1）一般检查　咽部充血，水肿。双肺底可闻及少量湿性啰音。

（2）专科检查　精神萎靡，声音嘶哑，饮水呛咳，吞咽诱发咽喉部疼痛，双侧咽反射迟钝。右侧耸肩费力，转头颈不能配合。左上肢近端肌力 4 + 级，远端肌力差，右上肢肌力 3 级，关节活动受限，肌张力增高，双手挛缩状；双下肢肌张力高，挛缩状态，肌力检查不能合作。指鼻试验、双侧跟—膝—胫试验不能配合；无不自主运动；左侧乳头平面以下浅感觉消失，右下肢痛觉过敏。

（3）辅助检查　①ESR 为 68 mm/h（0 ~ 15 mm/h）。②血常规：白细胞数 $13.29 \times 10^9/L$（↑）（$3.5 \times 10^9/L$ ~ $9.5 \times 10^9/L$），中性粒细胞绝对值 $10.27 \times 10^9/L$（↑）（$1.8 \times 10^9/L$ ~ $6.3 \times 10^9/L$），中性粒细胞百分比 77.30%（↑）（40% ~ 75%）。③降钙素原 0.52 ng/mL（0 ~ 0.51 ng/mL）。④CRP 为 126 mg/L（↑）（< 86 mg/L）。⑤心电图：窦性心律，P 波高尖，J 波。⑥胸部 CT：右肺下叶背段炎症，双肺下叶近胸膜处陈旧性改变；增强 CT：双肺下叶后基底段陈旧病变，胸椎椎体呈"方椎"畸形改变，考虑 AS。⑦头部 MRI：未见明显异常。⑧颈椎 MRI：颈椎术后改变；颈 5 ~ 胸 1 椎体水平可见金属伪影，颈 4 ~ 颈 5、颈 5 ~ 颈 6、颈 6 ~ 颈 7、颈 7 ~ 胸 1 椎间盘可见不同程度突出，相应硬膜囊受压，局部椎管狭窄，颈 6 ~ 颈 7 椎体水平脊髓内可见片状长 T_2 异常信号。⑨电子显微喉镜：腺样体残留，咽喉炎；喉咽后壁向前膨隆，声带水肿、声门裂狭窄。⑩胃镜：慢性浅表性胃炎，食管局部未见异常。

笔记

[诊断]

（1）定位诊断　据咽喉部疼痛、咽反射迟钝、声音嘶哑、吞咽困难、软腭上提尚可，定位于舌咽、迷走神经。

（2）定性诊断　青年男性，受凉后急性起病，以咽部易被吞咽动作诱发电击样或针扎样疼痛就诊，间歇性发作，进行性加重，每次持续几分钟，考虑 GPN 可能性大。因其咽痛于肺部感染时加重，感染控制后减轻，且迷走神经同时受累，故致病病因考虑为炎症侵犯局部神经可能性大。

（3）最终诊断　GPN，肺部感染，AS，颈 6 ~ 颈 7 骨折术后，高位截瘫。

[治疗及转归]　患者服用卡马西平后疼痛略有减轻，但出现口干、夜间多梦、白日困倦等不良反应，入院后换用普瑞巴林，再次出现不良反应（恶心、眩晕、视物模糊），不能耐受停用，仅给予 B 族维生素营养神经治疗。住院期间反复出现肺部感染，先后给予阿奇霉素及头孢哌酮舒巴坦抗感染治疗，随感染得到控制，吞咽动作虽亦诱发疼痛，但程度有所减轻，留置胃管预防呛咳，并给予静脉丙种球蛋白后，咽部疼痛明显缓解，但咽反射未恢复。院外继续营养神经治疗，1 个月后咽反射恢复正常，临床治愈。

病例分析

1. GPN。也称迷走 GPN，以咽喉部短暂而强烈的疼痛并放射至口内或耳部为主要特征，当迷走神经参与其中，疼痛发作时还可伴有心动过缓，甚至晕厥发作。发病率大约为三叉神经痛的 1%，其疼痛发作的性质、持续时间与三叉神经痛相似。可分为原发性和继发性 2 种。

（1）原发性 GPN。①疼痛特点：阵发性疼痛，常无先兆，突发突止，为剧烈呈电击样、针刺样、刀割样、烧灼样疼痛。每次发作

笔记

79

短暂，间歇期长短不一。②疼痛部位：主要位于舌根部、咽喉、扁桃体窝，可放射到耳、下颌角和上颈部。左侧高于右侧，偶可双侧同时发病。③触发因素：多见于吞咽食物，也可在打哈欠、说话、咳嗽、掏耳及舌轻微运动等动作时诱发。

（2）继发性 GPN。疼痛持续时间长，无明显缓解期，无扳机点，常伴神经系统体征，X 线、CT 及 MRI 等检查可发现原发病的异常或病理改变。

2. 临床诊断。首先应排除由于炎症或肿瘤引起的疼痛，然后再明确疼痛的分布区域，辨别其为典型 GPN 还是涉及其他颅神经（如三叉神经）的疼痛。结合本病例，患者有明确的上呼吸道及肺部感染征象，疼痛分布区域局限于咽部，无明显缓解期，吞咽可诱发疼痛明显加重，抗感染治疗后，症状明显缓解，影像学检查除外颅内占位后，考虑为感染后继发的 GPN。

3. 鉴别诊断。本病应与颅后窝占位进行鉴别：后组颅神经受损需除外鼻咽部肿瘤侵及咽部、耳咽管肿瘤，以及高颅压等可能引起的局部神经受压的因素。肿瘤多慢性起病，一般病程较长，进行性加重，出现颅内压增高三主征（头痛、恶心、视盘水肿），可因脑疝或肿瘤压迫支配眼肌神经，出现眼肌麻痹、复视、视力减退，亦可出现运动、感觉神经局灶神经功能缺损症状，位于颅后窝可能由于压迫后组颅神经，而出现后组颅神经受累相关表现。该患者存在舌咽、迷走神经受累表现，头部 MRI 未发现颅底占位性病变，可以排除。

4. 诊治体会。患者咽部疼痛剧烈，不能进食，严重营养不良，且对病理性神经痛药物有明显不良反应，难以耐受，因此尽快对因治疗至关重要。鉴于其有抗感染治疗后咽痛缓解史，首先考虑炎症诱发的继发性 GPN，遂给予积极抗感染治疗。但患者住院期间仍存在反复肺部感染，难以控制，考虑与其高位截瘫长期卧床、发病后进食量锐减、免疫功能差有关；而咽喉肌无力导致的饮水呛咳极易引起误吸，也是肺部感染的诱因。同时，因吞咽和触碰均能诱发咽部剧烈疼痛，患者拒绝进食和留置胃管，导致治疗难度加大。在反复劝说后留置胃管，营养状态得以改善，感染亦得到有效控制。

患者存在 AS 病史及反复感染史，单纯抗感染仅能部分缓解疼痛，还需考虑免疫异常导致的神经脱髓鞘，在联合静脉丙种球蛋白调节免疫治疗后，咽部疼痛明显缓解，提示我们对该类患者要重视免疫功能异常导致的神经损伤。

病例点评

本病例在诊断方面，根据患者疼痛部位、发作特点及卡马西平治疗有效等情况，并除外其他疾病后，GPN 诊断较明确。随着感染的有效控制，咽部疼痛逐渐减轻，符合炎症导致的继发性 GPN 表现，但其疼痛发作特点类似于原发性神经痛，与继发性 GPN 特征不完全吻合，提示临床诊断时要注意类似原发性表现的继发性 GPN，要排查继发性病因。

在治疗方面，患者长期肺部感染难以控制，免疫功能紊乱，不排除炎症后舌咽迷走神经脱髓鞘病变，及时加用静脉丙种球蛋白调节免疫，可以促进炎症恢复和神经功能康复。

本例患者病情反复、住院周期长，与留置胃管时间延误有关，因此对于该类患者来说，灵活的沟通技巧和着眼全局的治疗策略至关重要。

参考文献

1. 李全波，郑宝森. 舌咽神经痛与舌咽神经阻滞. 实用疼痛学杂志，2007，3（4）：292 - 301.

2. CLIFFORD G. Pain management in patients with glossopharyngeal neuralgia. Pain Mana, 2006, 22（1）: 1 - 6.

3. 宋莉，陈晓夏，刘慧，等. 20 例原发性舌咽神经痛患者临床特点及疗效分析. 中国疼痛医学杂志，2009，15（6）：327 - 329.

016
静脉窦血栓形成致自发性
凸面蛛网膜下腔出血

病历摘要

患者，女性，57岁。主因"间断头痛9天，加重伴反应迟钝、言语不能3天"入院。

[现病史] 患者入院前9天吹风后出现恶心、非喷射性呕吐胃内容物的状况，继而出现剧烈双侧颞部血管搏动性头痛，自行口服芬必得等止疼药，效果差，症状呈波动性存在，偶可自行减轻，无发热、肢体无力、言语含糊等症状。入院前3天头痛突然加重，伴言语不能、理解力差，仅可做"是、嗯、好"等简单应答，持续数小时后缓解；入院前2天晨起后出现右手持物不能，自觉右侧面部及肢体麻木，伴反应迟钝，外界交流内容部分理解，可完成指定动

作，简单应答。遂就诊于我院急诊，头部 CT 示左侧额顶叶沟裂内可疑高密度影、脑沟减少，蛛网膜下腔出血（subarachnoid hemorrhage，SAH）不能除外；期间患者言语不能及右手无力自行缓解，拒绝诊治要求离院。隔日后因再次出现反应迟钝、右手无力伴言语费力（仅能表达简单词语，对答不切题）症状，呈进行性加重，入住我科。

[既往史]　20 年前曾诊断为甲状腺功能亢进症，口服药物治疗 3 年，未规律复诊。

[个人史及家族史]　无特殊。

[查体]

（1）一般检查　心、肺、腹（－）。

（2）专科检查　神志清楚，反应迟钝，混合性失语，右上肢远、近端肌力 5 - 级，余肢体肌力 5 级，双侧巴氏征（＋），颈抵抗，颌下三横指，克氏征（±）。

（3）辅助检查　①血常规、血生化、糖化血红蛋白、多肿瘤标志物、术前免疫学检查、尿便常规：大致正常。②甲状腺功能：血清游离甲状腺素 14.83 pmol/L（7.86 ~ 14.41 pmol/L）、抗甲状腺球蛋白抗体 46.4 IU/mL（＜4.0 IU/mL）、抗甲状腺过氧化物酶抗体 826.7 IU/mL（0 ~ 9 IU/mL），提示桥本甲状腺炎。③D-二聚体：442 ng/mL（＜255 ng/mL）。④头部 CT（入院前 2 天）：左侧额顶叶沟裂内可疑高密度影、脑沟减少（图 16 - 1）。⑤头部 MRI + DWI + 磁敏感加权成像（susceptibility weighted imaging，SWI）+ MRA + MRV（入院第 2 天）：左侧额顶叶脑沟内异常信号，考虑为 SAH；双侧半卵圆中心、侧脑室旁缺血灶（图 16 - 2）；脑动脉硬化伴血管局限性狭窄（图 16 - 3）；上矢状窦、直窦局限性充盈缺损，双侧横窦显影不良（图16-4）。⑥全脑DSA（入院第4天）：未见明显动脉瘤；静脉期可见左侧横窦显影不良，上矢状窦可见局部充盈缺损，颅内静脉扩张（图16-5）。

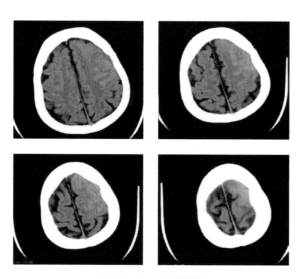

图16-1 头部CT

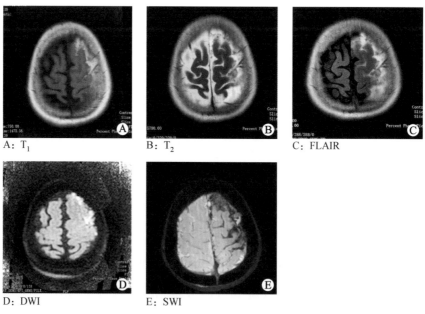

A: T₁ B: T₂ C: FLAIR

D: DWI E: SWI

图16-2 头部MRI

笔记

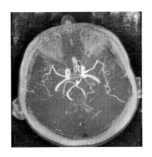

图 16 - 3　头部 MRA

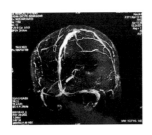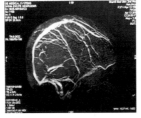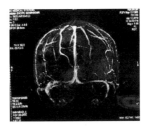

图 16 - 4　头部 MRV

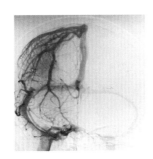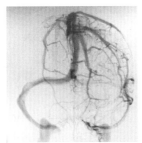

图 16 - 5　全脑 DSA

[诊断]

（1）定位诊断　头痛、脑膜刺激征（＋），定位于脑膜；发作性言语不能、理解力差、对答不切题，定位于优势半球额、颞叶皮质；右上肢肌力 5 -、双侧巴氏征（＋），定位于双侧皮质脊髓束、左侧皮质脊髓束为著；结合头部 CT 及 MRI 结果，定位于左侧额顶叶沟裂内病变。

（2）定性诊断　依据患者为中年女性，急性起病，波动性、进行性病程，受凉、可疑前驱感染史，以头痛为首发症状，继而出现言语含糊、肢体无力等局灶性神经功能缺损症状，影像学提示 SAH、颅内静脉窦血栓形成（cerebral venous sinusthrombosis，CVST）。

（3）最终诊断　自发性大脑凸面蛛网膜下腔出血（convexal subarachnoid hemorrhage，cSAH），CVST。

[治疗及转归]　入院后，针对可疑前驱感染史、以头痛及言语含糊、肢体无力为主的症状，脑膜刺激征阳性，结合影像学结果，考虑病毒性脑膜脑炎及可疑 SAH 不能除外，给予抗病毒、脱水降颅压等治疗，症状无明显改善；由于患者及家属拒绝行腰椎穿刺术，进一步完善头部 MRI 检查，明确 CVST 致 SAH，结合病程已 10天及影像学结果，提示为 SAH 亚急性期，考虑伴随颅内出血的CVST 不是抗凝治疗禁忌证，且患者凝血功能正常，予以启动抗凝、降颅压等对症治疗 14 天后，症状完全缓解出院，院外继续华法林抗凝治疗。

病例分析

CSAH 是指大脑凸面的非创伤性出血，其特点是出血局限在 1个或几个大脑半球凸面皮质沟内，而不累及邻近的脑实质、大脑纵裂、基底池或脑室，是一类不同于动脉瘤性 SAH 的脑血管疾病，临床上比较少见。此病发生存在多种病因，包括可逆性脑血管收缩综合征、脑淀粉样血管病、烟雾病、CVST、脑动脉狭窄、闭塞或夹层、硬脑膜动静脉畸形等。

本病例经辅助检查考虑为 CVST 继发 cSAH，发病机制可能是由于静脉血栓形成后，扩张的静脉延伸至皮层蛛网膜下腔，破裂出血所致；或是皮层静脉血栓形成后，静脉血管高压、加之血管壁薄

笔记

弱，破裂出血所致。

本例患者主要症状为"头痛 + 发作性神经功能缺损"，"头痛"考虑与 CVST 及 cSAH 所致的颅压增高及脑膜刺激征相关，而以"发作性的肢体无力及言语障碍"为主要表现的短暂性脑缺血发作（transient ischemic attack，TIA）则考虑为 SAH 发生后，血液中的血管活性物质引起局部血管痉挛，从而出现短暂性或持续性的局灶性神经功能缺损症状。

本病例一定要注意排除动脉瘤所致的 SAH。SAH 病因有多种，其中颅内动脉瘤是原发性 SAH 中最常见的病因，也是最具潜在危险性的一种情况，多数患者表现为突发剧烈头痛，呈胀痛或爆裂样疼痛，难以忍受，CT 平扫最常表现为基底池弥散性高密度影，血液的分布依破裂动脉瘤的位置不同。本例患者以头痛、呕吐、混合性失语、右侧肢体无力及脑膜刺激征阳性为主要特点，头部 CT 提示为大脑凸面皮质沟内出血，部位非 SAH 常见的影像部位，最终行脑血管造影排除了动脉瘤的存在。

🩺 病例点评

CSAH 是近年来才被认识的罕见且特殊的 SAH，是非动脉瘤性 SAH 的一个重要亚型，具有多种病因和临床症状，极易被漏诊及误诊。如本病例，主要表现特点为"头痛""短暂性局灶性神经功能缺损" 2 个神经系统常见症状的组合，因有受凉史，"头痛"被考虑为"颅内感染"，而"短暂性局灶性神经功能缺损"易习惯性地考虑为 TIA，若非院前头部 CT 检查发现左侧额顶叶沟裂内可疑高密度影、脑沟减少，很容易错误地给予抗血小板、改善脑血液循环等针对缺血性脑血管病的治疗。

CVST 很少继发 SAH，对于头部 CT 显示为 cSAH 中青年患者，尤其育龄期女性，以"头痛＋发作性神经功能缺损"为主要表现时，应想到 CVST 可能，应进一步完善头部 MRV、全脑 DSA 等静脉系统检查评估颅内静脉系统状况，一旦发现存在 CVST，则要注意 CVST 继发 cSAH 的治疗方法主要为病因治疗，即促进血栓溶解和血管再通，这与常见的 SAH 的治疗方法截然相反的。通过本病例要提高颅内静脉窦血栓形成继发性 SAH 这类病的认识。

本病例诊疗中的不足之处为未能明确 CVST 原因，这与患者拒绝行进一步的相关化验及检查有关。

参考文献

1. 杜万良，荆京，王伊龙，等. 自发性凸面蛛网膜下腔出血的临床和影像学特点. 中国卒中杂志，2015，10（7）：580－585.

2. MANGLA R，DRUMSTA D，ALAMST J，et al. Cerebral convexity subarachnoid hemorrhage：various causes and role of diagnosticimaging. Emerg Radio，2015，22（2）：181－195.

3. HASSOM A，AHMAD B，AHMED E，et al. Acute subarachnoid hemorrhage. An unusual clinical presentation of cerebral venous sinus thrombosis. Neurosciences（Riyadh），2015，20（1）：61－64.

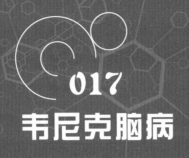

017
韦尼克脑病

🏥 病历摘要

患者，男性，44岁。主因"四肢麻木无力4年，加重伴不能独立行走、反应迟钝半年"入院。

[现病史]　患者4年前出现双下肢麻木无力，伴步态不稳，继而出现双上肢无力，伴头晕、复视、视物模糊，无四肢肌肉疼痛及肌肉萎缩，无恶心、呕吐、黑蒙、视物旋转、言语不清、饮水呛咳等症状，无耳鸣及听力下降，无心悸、胸闷。曾就诊于当地诊所行针灸治疗，症状持续不缓解。近半年来上述症状进行性加重，目前不能独立行走，并出现了反应迟钝、记忆力减退。患者自发病以来精神差、睡眠可，食欲欠佳，大小便正常，体重未见明显增减。

[既往史]　患者2001年患肺结核，曾使用三联抗结核药物治

89

疗 1 年余，已治愈。否认高血压病、糖尿病、冠心病等病史，否认肝炎等传染病病史，否认手术、外伤、输血史，对牛奶不耐受，否认药物过敏史。

[个人史]　吸烟 30 年，1 包/天。饮酒 30 年，3 两/天，近 2 年至少 1 斤/天。无特殊药物及毒物等嗜好，无冶游史。未婚育。

[家族史]　母亲患有糖尿病，父亲及哥哥体健，无与患者类似疾病亲属，无家族遗传倾向的疾病。

[查体]

（1）一般检查　体温 36.0 ℃，脉搏 116 次/分，呼吸 20 次/分，血压 121/81 mmHg；发育正常，营养不良，余未见明显异常。

（2）专科检查　神志清楚，言语流利，神情急躁，注意力差、记忆力减退，查体欠合作；脑膜刺激征(-)；双瞳孔等大等圆，直径约 3 mm，对光反射灵敏，眼球各向运动充分；两侧额纹鼻唇沟对称，伸舌居中；四肢肌力 5 级，四肢肌张力正常，腱反射亢进；四肢浅感觉减退，深感觉减退；双侧霍夫曼征(+)，罗索利莫征(+)，双侧巴氏征(-)；双侧指鼻试验稳准，跟—膝—胫试验欠稳准，闭目难立征因不能独自站立无法完成。

（3）辅助检查　①血常规：白细胞 3.75 × 10⁹/L、红细胞 3.60 × 10¹²/L、血小板 219.00 × 10⁹/L。②血生化：丙氨酸转氨酶（alanine aminotrans-ferase，ALT）8.20 U/L，天冬氨酸转氨酶（aspartate aminotransferase，AST）32.00 U/L，AST/ALT 3.90，总蛋白 60.50 g/L，白蛋白 38.8 g/L，同型半胱氨酸 18.1 μmol/L；肾功能、离子、血脂等指标正常。③凝血、贫血、甲状腺功能、ESR、多肿瘤标志物、术前免疫指标等均未见明显异常。④心脏彩超：大致正常，左心室收缩功能正常。⑤胸部 CT：双肺上叶肺气肿，尖段空洞性病变；右肺上叶胸膜下结节，建议增强扫描；双肺多发小结节，定期复查。

⑥腹部彩超：脂肪肝，肝内钙化灶，胆、胰、脾、双肾未见明显异常。⑦肌电图：双下肢周围神经损害，患者配合差，无法继续完成体感诱发电位。⑧脑电图：异常视频脑地形图，异常视频脑电图（背景脑波构成欠佳，慢波指数高）。⑨头部MRI：未见明显异常，左侧上颌窦炎，右侧椎动脉狭窄（图17-1）。⑩颈椎MRI：颈4~颈5、颈5~颈6、颈6~颈7椎间盘突出，相应硬膜囊受压，椎管未见明显狭窄征象；脊髓形态、信号未见明显异常，椎旁软组织未见明显异常（图17-2）。

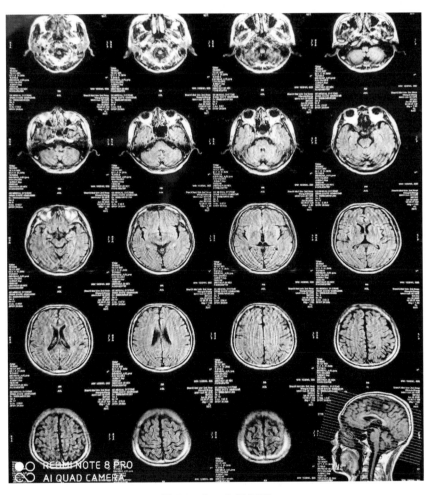

图17-1　头部MRI

91

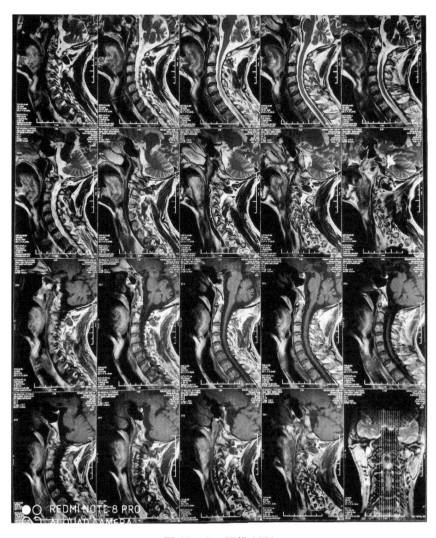

图 17 -2　颈椎 MRI

［诊断］

（1）定位诊断　双侧肢体深感觉障碍及下肢跟—膝—胫试验欠稳准，考虑累及脊髓后索。四肢浅感觉减退，考虑累及周围神经；根据四肢肌力 5 级，四肢肌张力正常，腱反射亢进，双侧霍夫曼征（＋），罗索利莫征（＋），考虑颈 7～胸 1 节段受累；根据上述综合定位于脊髓后索、脊髓及周围神经。同时存在性格改变及高级智能减退，考虑累及双侧额颞叶。

（2）定性诊断　中年男性，亚急性起病，逐渐加重，主要症状为肢体麻木伴步态不稳，加重半年伴行走不能，同时存在性格及智能改变，结合体征存在深感觉及脊髓、周围神经受累，考虑为代谢性疾病及变性病可能，因既往有大量饮酒史，考虑酒精中毒性脑病可能性大。

（3）最终诊断　韦尼克脑病（Wernicke's encephalopathy，WE）。

[转归]　给予肌内注射维生素 B_1 及腺苷钴胺、口服叶酸、维生素 B_6 等营养神经治疗；嘱患者加强营养，高蛋白饮食；口服右佐匹克隆改善睡眠；口服奥氮平片（2.5 mg/次、2 次/天）稳定情感症状。患者四肢麻木无力好转，可独自短距离行走，头晕及视物模糊较前好转。

病例分析

WE 是一种由于维生素 B_1 缺乏引起的罕见而严重的神经系统综合征，长期饮酒会阻碍消化系统对维生素 B_1 的吸收，而维生素 B_1 是体内葡萄糖代谢关键酶的辅助因子，在维持脑内氧化代谢平衡方面具有重要作用，其缺乏将导致供能不足，同时会造成乳酸堆积，从而引起酸中毒、神经细胞水肿等一系列病理改变，故慢性酒精中毒导致维生素 B_1 的缺乏是 WE 的最主要病因。因为脑部背侧丘脑、第三脑室旁、中脑导水管周围是葡萄糖氧化最为丰富的区域，故 WE 的病变也就最容易发生在这些部位，文献报道 MRI 图像上 WE 特征性的会表现为上述部位对称性异常信号，其中，FLAIR 序列上显示的最为清楚，但不是所有的韦尼克脑病都会出现典型的影像。

WE 的典型临床表现为"精神意识障碍、眼球运动障碍和共济失调"三联征，但有文献报道仅 16% 的患者具备完整的三联征，而 19% 的患者没有三联征中任何表现，这也是我们易出现临床误诊的主要原因。欧洲神经病学会联盟 2010 年的 WE 指南指出：①膳食营养缺乏，②眼征，③小脑功能障碍，④精神状态异常或记忆损害，满足以上 4 条中至少 2 条，即可诊断 WE，本病例患者具备①③④，可以诊断。

WE 需与以下疾病进行鉴别诊断。①颈椎病（脊髓型）：可主要表现锥体束征，为锥体束直接受压或局部血供减少所致。临床上多从下肢无力，双腿发紧及抬步沉重开始，渐出现踩棉花感、跛行及易跌倒等，检查可出现典型的锥体束征及痉挛性瘫痪。颈椎 CT 或颈椎 MRI 可协助诊断。患者主要症状为四肢肢体麻木无力，行走困难，考虑颈髓受损，需行颈椎 MRI 进一步明确是否存在脊髓型颈椎病。②脊髓亚急性联合变性：是由于维生素 B_{12} 缺乏导致的神经系统变性疾病，其周围神经损伤常出现手指、脚趾末端感觉异常，呈对称性刺痛、麻木，感觉症状常从下肢开始逐渐向上蔓延至躯干，后索受损逐渐出现双下肢无力，步行不稳、踩棉花感，闭目或在黑暗中行走困难，查体双下肢振动觉、位置觉障碍以远端明显，闭目难立征阳性。本患者表现为四肢麻木无力，行走困难，完善贫血系列等化验，协助进一步诊治。

病例点评

WE 的根本原因是维生素 B_1 缺乏。凡是能引起维生素 B_1 摄入、吸收不足或体内代谢障碍及消耗增加的因素均可导致 WE 的发生。故除长期饮酒外，对另外一些可能也会导致维生素 B_1 缺乏的情况，如厌食、禁食、反复呕吐、纳差及存在消耗性疾病的患者，一旦出现有神经精神症状、眼球运动障碍或步态不稳中的一个症状，一定要高度怀疑 WE，及时补充大量维生素 B_1，以防 WE 的发生。

另外一点，注意补充维生素 B_1 不宜使用葡萄糖，葡萄糖分解代谢会进一步消耗维生素 B_1，所以说 WE 患者在输注葡萄糖后症状会明显加重。临床怀疑可能存在硫胺素缺乏的情况下，应在输注葡萄糖之前补充维生素 B_1。

参考文献

1. OLDS K, LANGLOIS N E, BLUMBERGS P, et al. The pathological features of Wernicke encephalopathy. Forensic Sci Med Pathol, 2014, 10 (3): 466 – 468.

2. PIETRO S G, ALESSANDRO S. Wernicke's encephalopathy: new clinical settings and recent advances in diagnosis and management. Lancet Neurol, 2007, 6 (5): 442 – 455.

笔记

018
胃癌术后脑膜转移

笔记

病历摘要

患者，男性，68岁。主因"发作性头晕、双侧肢体无力半月余"入院。

[现病史] 患者半个月前安静状态下突然出现头晕伴双下肢无力，左侧为著，需搀扶方可行走，不伴视物旋转、恶心、呕吐、耳鸣等不适，无黑矇、视物模糊、心慌、胸闷，与头位及体位变化无明显关系，持续半个小时左右完全缓解。此后上述症状反复出现，在当地医院治疗（具体不详）效差，近日又间断性出现恶心、呕吐少量胃内容物，某医院给予增强免疫力、抑酸、补液等治疗，症状无明显改善，仍有发作性的、一过性的头晕、肢体无力，考虑为"短暂性脑缺血发作（transient ischemic attack，TIA）?"。于我院神

经内科就诊。自发病以来，精神、饮食、睡眠欠佳，大小便基本正常，近 2 年内体重下降近 10 公斤。

［既往史］　患者 8 年前被确诊患有 2 型糖尿病，血糖控制满意。1 年半前确诊患贲门中低分化型腺癌并行全胃切除术，术后病理结果示贲门胃小弯溃疡型低分化腺癌、部分呈印戒细胞癌，此后间断化疗，3 个月前复查多肿瘤标志物提示癌胚抗原、糖类抗原 199、糖类抗原 242 均较前升高，胃镜及胸腹盆腔 CT 未见明显复发转移，行多西他赛单药化疗 1 周期后出院。

［个人史及家族史］　无特殊。

［查体］

（1）一般检查　生命体征正常，营养中等，慢性病容，心、肺、腹未见异常。

（2）专科检查　神清语利，高级智能正常，颅神经正常。四肢肌力 5 级，四肢肌张力正常。双侧腱反射（＋＋），双侧深浅感觉对称存在，闭目难立征（－），双侧指鼻试验、跟—膝—胫试验稳准，双侧巴氏征（－），颈软，脑膜刺激征（－）。

（3）辅助检查　①头部 MRI＋MRA：双侧侧脑室旁缺血灶、梗死灶；鼻窦炎；老年性脑改变，椎基底动脉及双侧大脑后动脉分布未见明显异常（图 18－1）。增强 MRI 未见强化病灶。②同型半胱氨酸 21.83 μmol/L；甲状腺功能大致正常；多肿瘤标志物示癌胚抗原较既往升高，数值超过 2 倍。③动态血压检测显示收缩压波动于 105～147 mmHg，舒张压波动于 49～98 mmHg。④动态心电图：窦性心律，有时窦性心动过缓伴不齐，心率 43～103 次/分，平均 65 次/分；频发多源性房性期前收缩（1179 个），短阵房性心动过速；最长呼吸频率间期 2.1 秒；ST-T 未见明显异常动态改变。⑤PET-CT：胃癌术后改变，全身未见明确复发及转移征象，结肠节段性 18-氟代

笔记

脱氧葡萄糖（18F-FDG）分布增高，考虑生理性或炎性。

[诊断]

（1）定位诊断　发作时主要表现为头晕、双下肢无力，左侧为著，定位于椎—基底动脉系统。

（2）定性诊断　患者为老年男性，有糖尿病、高同型半胱氨酸血症等脑血管病的危险因素，症状表现为反复发作的神经系统功能缺损症状，每次持续半个小时左右，首先考虑 TIA。

（3）最终诊断　脑膜癌病（meningealcar cinomatosis，MC）。

[治疗及转归]　入院后以 TIA 给予双抗、强化他汀、改善循环、调控血糖等脑血管病相关治疗，患者恶心、呕吐症状稍好转，食欲亦有所改善，但仍间断有头晕发作，每次持续 3 ~ 5 分钟即可缓解。住院第 5 天出现反复发作的双手摸索、咂嘴动作、注意力不集中等症状，伴出汗、烦躁不适，每次持续 10 分钟左右，脑电图检查示右侧导联发作性尖慢波，考虑复杂部分性发作，给予口服卡马西平、苯妥英钠片联合静脉泵入地西泮抗癫痫药治疗，发作稍减少。第 8 天突然出现言语不能、反应迟钝、小便失禁，次日出现昏迷、呼吸频率加快，偶有咳嗽、咳痰，查体神志昏迷，压眶无反应，双瞳孔 4 mm，光反应迟钝，双侧病理征、脑膜刺激征（－），双肺闻及痰鸣音及少量湿啰音，多次测体温 37.7 ℃左右，行腰椎穿刺术，颅内压 >300 mmH$_2$O，脑脊液常规、生化、免疫、病毒、细菌加药敏均无异常，复查血常规血象升高，予降颅压、抗感染、抗病毒、激素、鼻饲饮食等对症支持治疗。第 10 天意识恢复正常，可简单对答，第 11 天患者再次出现意识模糊、反应迟钝、不能言语及对答、右眼闭合不全，后相继出现伸舌左偏、口角歪斜、颈项强直，考虑患者病情急剧加重，进一步证实肿瘤脑膜转移可能，向患者家属交代病情，其要求自动离院转当地医院治疗，于出院 1 周后死亡。

后北京协和医院外送检查回报：脑脊液肿瘤细胞阳性，脑脊液、血副肿瘤标志物阴性，患者MC诊断明确。

病例分析

MC又称癌性脑膜炎，是恶性肿瘤细胞播散到脑/脊膜（包括软脑/脊膜、蛛网膜）和蛛网膜下腔，造成复杂多样神经系统功能障碍的一类疾病。可在原发肿瘤的任何阶段发生。其诊断依据主要包括非特异性临床表现、典型影像学改变、脑脊液相关检查。目前我国多采用以下标准诊断MC：①有明确的癌症病史；②出现新发的神经系统临床表现；③影像学上（如CT、MRI）有异常表现；④脑脊液细胞学检查阳性；凡具备①②项加上③或④项即可确诊。该病例虽最终以脑脊液肿瘤细胞学检查阳性的结果得以明确诊断，但诊治过程颇费周折。

MC患者免疫力低下，易合并各种感染。本例患者即于发病后期出现持续低热、颅内压增高、脑膜刺激征阳性等颅内感染表现，掩盖了真实病情，而脑脊液常规、生化、免疫、病毒、细菌加药敏均大致正常，又大大增加了诊断的复杂性。

MC的影像学改变是重要的诊断依据，也是理论上最应被想到的辅助检查，遗憾的是MC患者常规头部CT、MRI检查多无异常发现，增强扫描虽可呈现为脑/脊髓表面、脑沟、脑裂、脑池、室管膜、颅/脊神经的线样、结节样强化，但阳性率也不高，本例患者就是头部MRI常规、增强扫描均无异常。故影像学诊断MC并不可靠，尚需结合患者临床表现及其变化及其他相关检查考虑可能的其他诊断。

再次回顾该病例，患者以典型的TIA发作为首发症状，在给予充分的脑血管病治疗的情况下，病情仍进行性加重，短时内陆续出现了癫痫、发热、多个颅神经受累、意识障碍等症状，显然用脑血管病不能解释该种病情进展，由此想到了颅外肿瘤所致副肿瘤综合征、MC 及特殊类型颅内感染、自身免疫性脑炎等可能诊断，积极行相关辅助检查，如脑脊液常规、生化、微生物检测、血及脑脊液副肿瘤标志物检测、脑脊液肿瘤细胞学检测等，经过逐一排查确诊为 MC。

病例点评

MC 发病率低，影像学阳性率低，多数患者确诊时已处于极重阶段，病情进展快，总体预后极差，故早期识别尤为重要。米芳等分析了 68 例 MC，显示首发症状以头痛（72%）、呕吐（54%）等颅内高压症为主，可伴脑神经、脊神经损害及脑膜刺激征。近几年有以 Fisher 综合征、突发性双侧聋、植物神经性癫痫、多颅神经麻痹、抑郁症、痴呆为首发表现的 MC 报道。本例患者比较特殊，是以发作性、短时间内完全恢复的头晕、双下肢无力等典型的 TIA 表现为首发症状、后相继出现癫痫发作、多颅神经麻痹、颈强直及意识障碍。以 TIA 为首发表现的 MC 在国内外尚少见报道，这应当引起大家的重视。

此外，通过此病例要提高对 MC 临床表现多样性、复杂性的认识，对于有恶性肿瘤病史、出现神经系统损害症状的患者要注意排除此病。

参考文献

1. 李英彪，全智香，金鲜花，等. 以多路神经麻痹为首发症状的脑膜癌病 1 例. 中国实验诊断学，2016，20（12）：2131 – 2132.

2. 杨国姿，曲丽梅，董丽华，等. 肺大细胞神经内分泌癌脑膜转移一例. 中华神经科杂志，2015，48（12）：1098 – 1100.

3. 米芳，李小波，田晓甲，等. 脑膜癌病的临床及脑脊液细胞学特征. 肿瘤学杂志，2016，22（2）：134 – 138.

4. 张洁，关鸿志，邢岩，等. 首发为 Fisher 综合征表现的肺癌转移致脑膜癌病一例. 脑与神经疾病杂志，2016，24（6）：372 – 376.

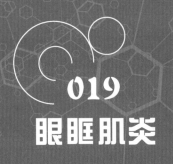

019
眼眶肌炎

📋 病历摘要

患者，男性，70岁。主因"右眼憋胀不适、右眼睑下垂1周"入院。

[现病史] 患者1周前出现右眼憋胀、右眼睑下垂，伴眼睑肿胀、结膜充血，无法准确描述是否存在晨轻暮重，无复视、斜视、头晕及头痛等症，无言语含糊、饮水呛咳、肢体感觉障碍及运动障碍，自行滴眼药水（具体不详）后好转。4天前再次出现上述症状，滴眼药水后症状无明显缓解，就诊于专科医院，行眼眶CT检查未见明显异常，给予局部激素治疗，症状无明显缓解，遂就诊于我院门诊，新斯的明试验结果呈现可疑阳性，考虑为"重症肌无力?"，收住入院。

[既往史] 否认高血压、糖尿病病史。

笔记

[个人史]　有吸烟（戒烟1年）、饮酒（约2两/天）史。

[家族史]　无特殊。

[查体]

（1）一般检查　体温36.2 ℃，脉搏68次/分，呼吸20次/分，血压130/64 mmHg。右眼结膜充血、右眼睑轻度水肿，心、肺、腹(-)。

（2）专科检查　神志清楚，语言流利，定向力、记忆力正常。右侧眼睑下垂，余脑神经(-)。四肢肌力5级，四肢肌张力正常。腱反射（++），痛温觉及深感觉对称存在。病理征(-)。脑膜刺激征(-)。

（3）辅助检查　①血、尿、便常规，生化、血糖、糖化血红蛋白、甲状腺功能、贫血系列均未见明显异常。②风湿系列筛查：免疫功能低下，总T淋巴细胞311（↓），总B淋巴细胞76（↓），T淋巴细胞+B淋巴细胞+NK细胞607（↓），HLA-B27(+)。③胸腺CT：未见明显异常。④头部MRI：未见明显异常。⑤眼部肌电图：重复电刺激未见明显特征性改变；右侧内直肌运动单位减少。⑥眼眶MRI：眼上肌群肿胀，炎症可能（图19-1）。

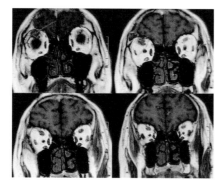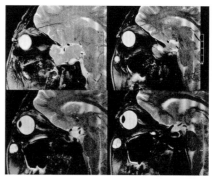

图19-1　眼眶MRI

[诊断]

（1）定位诊断　右侧眼睑下垂，定位于动眼神经、提上睑肌及其神经肌肉接头，结合眼眶MRI检查结果定位于提上睑肌及眼上肌群。

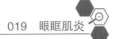

（2）定性诊断 右眼憋胀不适、右眼睑下垂为主要症状，急性起病、病情逐渐加重，结合眼眶 MRI 检查结果，考虑眼眶肌炎症可能性大。根据肌电图重复电刺激结果（－）、胸腺 CT 未见明显异常、血糖、甲状腺功能未见明显异常等，可初步排除重症肌无力及代谢因素导致的眼睑下垂。

（3）最终诊断 眼眶肌炎。

［治疗及转归］ 予以甲强龙（200 mg/次，1 次/天，5 天）冲击治疗，次日患者症状明显缓解（眼部憋胀不适感较前减轻，上睑下垂程度较前明显缓解），静脉输液持续 5 天后逐渐减量，出院时症状完全缓解。半年后门诊复查，未再复发。

病例分析

眼眶肌炎是一种病因不明的、主要累及眼外肌的非感染性炎症性疾病，常见症状为急性发作性头疼、眼痛、复视、上睑下垂及轻度水肿、眼球轻度突出、球结膜充血水肿、眼球转动受限，又称眼外肌炎。目前推测该病是一种自身免疫性疾病，有学者认为其与病毒感染、免疫机制、外伤、手术及邻近病灶感染等因素有关。激素治疗效果较好，但易复发。

该病临床表现有 3 种类型：急性、慢性、亚急性。①急性眼眶肌炎：发病急，常为单眼，有上睑下垂及眼球运动受限、眼球较突出、眼睑水肿、结膜充血及水肿等症状。②慢性眼眶肌炎：又称特发性眼眶肌炎，发病缓慢，多为双眼先后发病。上述两类均对激素治疗敏感，但慢性的常复发，复发时可影响另一只眼及其眼外肌。③亚急性眼眶肌炎：发病介于急性与慢性之间的眼外肌炎，复发率较高。

　　该病根据典型临床表现及 CT 或 MRI 检查结果可诊断，治疗主要为全身应用皮质激素，早期大剂量足疗程使用，预后较好；若治疗不及时或皮质激素剂量不够或疗程短，可转为慢性或复发，遗留眼球运动障碍或眼球突出等症状。

　　本例患者为急性眼眶肌炎，经全身大剂量足疗程使用激素后，症状改善明显，预后好，随访半年未再复发。

　　该病需与以下疾病鉴别。①糖尿病眼肌麻痹：常见于患糖尿病的老年患者，为突然发病的一侧眼睑下垂，常有眶上区疼痛，还多有复视和眼球向上、向内或向下活动受限，但瞳孔大多正常，注射新斯的明无改善。本例患者为突然发病的一侧眼睑下垂，但否认糖尿病史，查血糖在正常范围内，可排除该病。②眼肌型重症肌无力：可见于任何年龄，主要表现为一侧或双侧的眼睑下垂，通常具有晨轻暮重的特点，伴有胸腺瘤的较多见，少数有家族史，起病隐袭也有急性起病者。查体还可有眼球运动受限，出现斜视和复视，重症者眼球固定不动。眼内肌一般不受累，瞳孔对光反射多正常。本例患者为老年男性，行胸部 CT 检查未见胸腺瘤，急性起病，无明显晨轻暮重，除眼睑下垂外，还伴有结膜充血、上睑肿胀，不完全符合该病。③脑动脉瘤：是动眼神经麻痹常见原因，后交通动脉瘤、大脑后动脉瘤、基底动脉上端动脉瘤等常累及动眼神经，滑车、外展神经少受累。该患者无明显头痛，行头部 MRI 检查未见明显异常，而且对激素敏感，可排除该病。

🏥 病例点评

　　本病例诊断明确、治疗效果理想。最初时由于患者提供病史不明确，加之门诊新斯的明试验结果呈可疑阳性，考虑为"眼肌型重症肌无力"并没有错。但患者提上睑肌无力和疼痛、肿胀等炎性症状同时存在，用重症肌无力并不能解释，所以我们分析病情时需将肌无力和炎性症状结合起来考虑，发现用诊断难以解释的症状、体征时，要分析其可能的原因，诊断尽量用一元论，以免漏诊或误诊。同时再次强调病史在神经系统疾病诊断中的重要性，学会询问病史的技巧，以及仔细查体的必要性，提高临床思维能力。加强对神经科疾病基础知识的掌握，提高鉴别诊断能力。

实践中，该病不乏非典型表现者，常被误诊为眼眶假瘤、全眼外肌麻痹、眼眶蜂窝织炎、Graves 眼病等，应引起注意。

参考文献

1. 刘翠翠，刘俊艳. 不伴眼部疼痛的双侧眼眶肌炎一例. 中国神经免疫学和神经病学杂志，2018，25（1）：46 – 51.
2. 吴美娜，傅懋林，肖雪玲. 眼眶肌炎误诊为颈动脉海绵窦瘘 1 例. 疑难病杂志，2015，14（9）：9 – 13.

020
原发进展型多发性硬化

病历摘要

患者，男性，33岁。主因"左下肢无力1年，渐进性加重2月余"入院。

[现病史] 患者于1年前开始出现左下肢无力，但不影响正常行走，其他肢体正常，未予诊治，症状持续加重，约半年前出现跛行，行走时身体向左侧偏斜。2个月前左下肢无力与跛行明显加重，伴腰部不适，病程中无肢体麻木、肌束震颤、肌肉萎缩，无视物模糊、言语含糊、大小便障碍，就诊于某院骨科门诊，行双下肢肌电图提示"中枢性腰骶段脊髓损害可能"，为求进一步诊治，就诊于我科门诊，以"左下肢无力原因待查"收住入院。患者自发病以来精神、食欲、睡眠可，大小便正常，近期体重无明显的增减。

[既往史]　否认传染病、高血压、糖尿病、心脏病病史，否认手术外伤、输血史及过敏史。

[个人史]　吸烟10年，20支/天；偶有饮酒，5两/次。已婚已育。

[家族史]　否认家族中有类似患者。

[查体]

（1）一般检查　生命体征正常平稳，心、肺、腹（-），双下肢无水肿，双侧足背动脉搏动正常

（2）专科检查　神清语利。双瞳孔等大等圆，对光反射灵敏，眼球各向运动正常。双侧额纹、鼻唇沟对称，伸舌居中。左下肢肌力5-级，余肢体肌力5级，肌张力正常，双侧霍夫曼征（+），左罗索利莫（+），双侧膝反射、跟腱反射（+++），左踝阵挛（+），双侧巴氏征（+），脑膜刺激征（-），无明显感觉异常，闭目难立征（-）。

（3）辅助检查　①血常规、尿常规、凝血、血沉、肝肾功能、离子、血糖、血脂、心肌酶、甲状腺功能、贫血、肝炎、梅毒、艾滋病等化验均未见明显异常。②血免疫球蛋白未见异常。③结核杆菌抗体（-）。④颈椎MRI：颈椎退变，颈5~颈6椎间盘膨出；颈3~颈5可见长T_1长T_2信号增强未见明显强化（图20-1）。⑤胸腰椎MRI：胸椎MRI未见异常，腰3锥体许莫氏结节；腰3~骶1椎间盘变性，腰2~腰4椎间盘膨出，腰4~骶1椎间盘突出，继发腰4~腰5左侧椎间孔狭窄。⑥头部MRI：脑白质异常信号，考虑脱髓鞘病变（图20-2）。⑦血清免疫球蛋白G（SER IgG）（-）、脑脊液免疫球蛋白G（CSF IgG）（+），仅见脑脊液中IgG型寡克隆区带，提示鞘内合成。脑脊液神经节苷脂抗体、抗AQP4、抗MOG、抗MBP抗体均（-）。

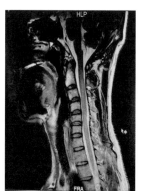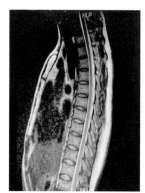

图 20 - 1　颈椎 MRI

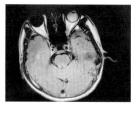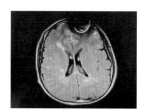
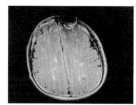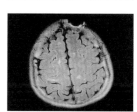

图 20 - 2　头部 MRI

[诊断]

（1）定位诊断　左下肢无力，左下肢肌力 5 - 级，余肢体肌力 5 级，肌张力正常，双侧霍夫曼征（＋），左罗索利莫（＋），双侧膝反射、跟腱反射（＋＋＋），左踝阵挛（＋），双侧巴氏征（＋），感觉未见明显异常，定位于双侧皮质脊髓束。

（2）定性诊断　患者为青年男性，缓慢起病，以左下肢无力为主要临床表现，病程长达 1 年，逐渐加重，结合头部 MRI、颈椎 MRI 的检查结果及症状体征，考虑中枢神经系统脱髓鞘疾病视神经脊髓炎或多发性硬化（multiple sclerosis，MS）。

（3）最终诊断　结合 CSF-IgG 寡克隆区带（＋）、AQP4 抗体（－），依据病程特点，考虑原发进展型 MS。

[治疗]　首选大剂量甲泼尼龙短疗程、大剂量免疫球蛋白治疗、对症治疗、神经保护和神经修复治疗。

病例分析

MS 是一种以中枢神经系统（central nervous system，CNS）炎性脱髓鞘病变为主要特点的免疫介导性疾病，病变主要累及白质，CNS 各个部位的白质均可受累，临床表现多样，如肢体运动障碍、肢体感觉障碍、共济失调、视力下降、复视、膀胱或直肠功能障碍等。MS 好发于青壮年，男女患病比例为 1 :（1.5 ~ 2），其病因尚不明确，可能与遗传、环境、病毒感染等多种因素相关。

MS 依据病程发作特点，可分为复发缓解型、继发进展型、原发进展型和其他类型。其中原发进展型约占 10%，特点是病程大于 1 年，疾病呈缓慢进行性加重，无缓解复发过程，该病例病程特点与此吻合。

MS 临床表现的特点主要强调病灶空间多发性（disseminated in space，DIS）和病程时间多发性（disseminated in time，DIT）。2017 年 McDonald MS 诊断标准中，DIS 指必须符合以下 2 项证据中的任一项：①累及不同部位的临床再次发作；②空间多发的 MRI 证据，即 4 个中枢神经区域（脑室旁、皮质或近皮质、幕下和脊髓）中至少 2 个区域有 ≥1 个具有 MS 特征的 T_2 加权成像的高信号病灶。DIT 指必须符合以下 3 项证据中的任一项：①累及不同部位的临床症状再次发作；②任何时间的 MRI 检查发现同时存在钆增强和非增

笔记

强病灶，或者无论基线 MRI 检查的时间，随访 MRI 检查发现新发的 T_2 加权成像高信号病灶或钆增强病灶；③脑脊液特异的寡克隆区带阳性。本病例满足 DIS 和 DIT 的条件。

在正常情况下，由于血脑屏障的存在，CNS 不直接接触抗原，同时缺少免疫活性细胞，造成 CNS 的免疫"特免状态"。寡克隆区带是指当 CNS 发生病变造成血脑屏障破坏致使血脑屏障通透性增加时，CSF 成分随之发生改变，在病理免疫情况下，几个克隆株浆细胞异常增生，合成的免疫球蛋白在电泳时在 γ 球蛋白区域形成的几条比较狭窄且不均匀的不连续条带。仅在 CSF 中存在特异性寡克隆区带的出现，提示 CNS 内存在体液免疫反应，是判定鞘内 IgG 合成的定性指标，是 MS 诊断的重要实验室依据。95% 以上的 MS 患者都会出现脑脊液特异寡克隆区带（CSF-OCB），所以 CSF-OCB 检测对于 MS 诊断具有重要意义。

MS 主要应与临床及影像上同样具有 DIS 和 DIT 特点的疾病进行鉴别，如视神经脊髓炎、急性播散性脑脊髓炎等其他炎性脱髓鞘病；伴皮质下梗死和白质脑病的常染色体显性遗传性脑动脉病（cerebral autosomal dominant arteriopathy with subcortical infarcts and leukoencephalopathy，CADASIL）等脑血管病；梅毒、艾滋病、脑囊虫等感染性疾病；系统性红斑性狼疮、白塞病等结缔组织病；胶质瘤病、淋巴瘤等肿瘤类疾病等。做 MS 诊断前应尽可能完善实验室及其他相关辅助检查，切忌仅凭 DIS 和 DIT 的特点就片面做出 MS 的诊断。

本病例在临床特点、病程特点、影像学表现、脑脊液寡克隆区带（＋）几方面，均符合原发性进展型 MS 的诊断。亦行各项相关检查检验排除了可能的其他疾患，诊断明确。

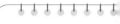

病例点评

这是 1 例病程典型、影像学典型、脑脊液检验典型的原发进展型 MS，是临床少见的一类 MS，同样具有症状少（主诉仅为单肢的无力）、体征多（查体有诸多阳性体征）的特点，这提示我们对临床上主诉少的病例也不能简单了之，任何时候，详细询问病史、详细查体都是必不可少的。

参考文献

1. COMPSTON D A. McAlpine's multiple sclerosis. 4th Ed. New York：Churchill Livngstone，2006：287 - 346.

2. THOMPSON A J，BANWELL B L，BARKHOF F，et al. Diagnosis of multiple sclerosis：2017 revisions of the McDonald criteria. Lancet Neurol，2018，17（2）：162 - 173.

3. 邵春青，李兆伦. 血脑屏障完整性及鞘内 IgG 合成率在中枢神经系统疾病诊断中的应用. 检验医学与临床，2017，14（2）：164 - 166.

021
椎管内黑色素细胞瘤

病历摘要

患者，女性，43岁。主因"排便困难、双下肢麻木伴行走困难2年余"入院。

[现病史] 患者2年前出现排便困难，同时出现双足麻木，麻木感逐渐蔓延至双膝关节、大腿部、腰部，以右侧为著，伴行走困难、踩棉花感，坐位时臀部有异物感，上述症状持续存在，病程中无肌肉萎缩及"肉跳"感，曾就诊于当地医院，考虑为"腰椎间盘突出症"并行腰椎间盘微创手术，效果差，为进一步诊治转来我院。

[既往史] 体健，无偏食、厌食及胃部疾病史。

[个人史及家族史] 无特殊。

［查体］

（1）一般检查　全身皮肤黏膜未见色素沉积或色素斑块，眼底（–），心、肺、腹（–）。

（2）专科检查　神志清楚，言语流利，颅神经（–），双上肢肌力5级，肌张力适中对称，双下肢肌力4级，肌张力略偏高，双侧膝腱反射（+++），双侧巴氏征（+）；跟—膝—胫试验欠稳准，闭目难立征（+）；脐以下深浅感觉减退，以右侧为著。

（3）辅助检查　①同型半胱氨酸41.55 μmol/L。②贫血系列：叶酸8.86 nmol/L，维生素B_{12} 86.00 pmol/L。③头部MRI + DWI + MRA：未见明显异常。④肌电图：周围神经运动、感觉神经传导速度正常。⑤腰椎MRI：腰4～腰5、腰5～骶1椎间盘变性，腰4～腰5椎间盘突出。⑥颈椎MRI：颈椎退行性改变，颈3～颈4、颈4～颈5、颈5～颈6椎间盘突出。⑦胸椎MRI：胸9～胸10水平脊髓内异常信号影，血肿可能？MRI（增强）：胸9～胸10椎体水平脊髓内异常信号，考虑占位伴出血、黑色素细胞瘤可能（图21–1）。⑧神经外科行胸椎管髓内占位切除，病理诊断证实为黑色素细胞瘤（图21–2）。

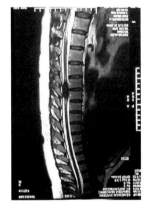

图21–1　胸椎MRI

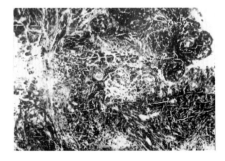

图21–2　病理检查示肿瘤细胞呈巢团状分布，胞质内可见大量黑色素颗粒（HE染色，×400）

[诊断]

（1）定位诊断　胸 10 脊髓节段横贯性损害。依据：双下肢肌力减低、腱反射活跃，双侧巴氏征（＋），累及双侧皮质脊髓束；脐以下深浅感觉减退，累及双侧脊髓丘脑束及后索；发病早期即有排便障碍，累及自主神经，胸部 MRI 检查结果胸 9～胸 10 水平脊髓内异常信号影。

（2）定性诊断

1）脊髓占位（黑色素细胞瘤？）。依据：①隐匿起病，慢性病程，渐进性发展；②影像学检查提示胸 9～胸 10 椎体水平脊髓内异常信号，考虑占位伴出血、黑色素细胞瘤可能；③胸椎管髓内占位切除，病理诊断证实为黑色素细胞瘤。

2）亚急性脊髓联合变性。依据：①隐匿起病，慢性病程，渐进性发展；②存在踩棉花感及步态不稳的症状，以及深感觉障碍的体征；③检验叶酸、维生素 B_{12} 水平降低。

（3）最终诊断　原发性椎管内黑色素细胞瘤，亚急性脊髓联合变性。

[治疗及转归]　入院后针对亚急性脊髓联合变性，给予营养神经、补充叶酸、维生素 B_1、维生素 B_{12} 治疗；针对脊髓占位，从影像学上判断存在水肿，给予脱水治疗。1 周后走路踩棉花感、步态不稳的症状较前有所减轻。建议患者就肿瘤转神经外科进一步治疗。

病例分析

椎管内黑色素细胞瘤发病机制尚未完全明确，有研究认为其可能起源于伴随血管束软脑膜鞘的黑色素细胞，或者神经外胚层的残留细胞。女性发病率较男性略高，通常在中年发病。

肿瘤一般生长缓慢，临床表现及体征无特异，主要表现为脊髓受压所引起的症状体征，多为腰背部疼痛、肢体麻木、肌力下降等。诊断标准：①中枢神经系统外未发现黑色素细胞瘤；②在椎管外的中枢神经系统未发黑色素瘤病灶；③病理证实为黑色素细胞瘤。诊断时需与脊膜瘤和神经鞘瘤等常见椎管内占位相鉴别。由于该病常具有自发出血倾向，还应与血肿鉴别。

MRI 检查对于该病及一些常见肿瘤的鉴别诊断具有重要的意义。黑色素细胞瘤在 MRI 影像上显示 T_1 和 T_2 的信号强度与黑色素的含量呈正相关，黑色素颗粒越多则 T_1WI 信号越高、T_2WI 信号越低，典型的黑色素瘤在 T_1WI 上呈高信号，T_2WI 呈等信号或低信号，并有较均匀的强化，这种特征信号改变的原因是黑色素内顺磁性自由基，如半醌等所致的顺磁性效应，导致 T_1 与 T_2 弛豫时间缩短。典型的组织病理表现为 HE 染色光镜下可见瘤细胞呈瓦片状、螺旋状排列，胞质及间质中有大量黑色素颗粒，免疫组化 HMB-45、S-100、Vimentin、melan-A 阳性具有特异性。

本例患者症状、体征均较典型，尤其查体后准确定位，并行影像学检查进行了证实，病变性质亦经病检确诊。应注意与以下疾病鉴别诊断。①急性脊髓炎：指各种感染后引起自身免疫反应所致的急性横贯性脊髓炎性病变，以病损平面以下肢体瘫痪、传导束性的感觉障碍和尿便障碍为特征。以胸髓（T3 ~ T5）最为常见，多见于青壮年。发病前 1 ~ 2 周常有上呼吸道感染、消化道感染症状或预防接种史。本例患者为中年女性，存在脊髓横贯性损害的症状与体征，应该与之鉴别；但本例患者病程长，逐渐进展，不符合急性脊髓炎的急性脊髓横贯性损害的特点。②脊膜瘤：为良性肿瘤，在椎管内肿瘤中占 25%；好发于 40 岁以上的女性，偶见于儿童；临床表现主要为脊髓压迫症状。脊膜瘤 MRI 影像通常表现为椭圆形，与硬脊膜面成钝角，可有脊膜尾征，但无坏死囊变。本例患者为 40

岁以上女性，慢性病程，表现脊髓横贯性损害，需要与之鉴别，但是其胸椎 MRI 显示占位伴出血，与脊膜瘤的 MRI 影像表现不相符。

🏥 病例点评

原发于椎管内的黑色素细胞瘤十分罕见，其 MRI 影像有一定的特点，对诊断有重要的参考价值，最终通过病理检查确诊。本病例使我们对罕见病椎管内黑色素细胞瘤有了一定的认识。

本例患者前期的诊断也经历了波折，曾误诊为常见病"腰椎间盘突出症"并进行了腰椎间盘微创手术治疗，这个教训给我们的启示：①疾病诊断中病史和体格检查永远是第 1 位的，应掌握全面可靠的第一手资料作为疾病诊断的基础，本例患者如果早期查体发现双侧巴氏征（＋），就会想到病变部位是在腰以上，不会轻易考虑为腰椎间盘突出甚至做术治疗。②本例患者在行胸椎 MRI 检查之前，存在脊髓亚急性联合变性的症状和辅助检查证据，且治疗一定程度有效，但是并不能完全解释所有的体征，如排便障碍和明确的感觉障碍平面，所以临床诊疗中的思辨非常重要；虽然诊断原则是尽量坚持一元论，但是只要有确切的症状和体征，不能用一元论解释所有症状体征时，要考虑共病问题，以免漏诊。

参考文献

1. 尹媛媛，王宏，穆学涛. MRI 诊断椎管内原发恶性黑色素细胞瘤一例. 临床放射学杂志，2015，34（2）：222 - 223.

2. 刘瑶瑶，辛晓玥，殷翔，等. 椎管内黑色素细胞瘤 1 例并文献复习. 局解手术学杂志，2017，26（7）：543 - 545.

3. HAYWARD D R. Malignant melanoma and the central nervous system. A guide for classification based on the clinical findings. J Neurol Neurosurg Psychiatry, 1976, 39 (6): 526 - 530.

022
脊髓亚急性联合变性

患者，女性，18 岁。主因"进行性双下肢无力 4 月余"入院。

[现病史]　患者 4 个月前在国外自觉双下肢活动耐力下降，长时间行走后乏力感明显，无肢体麻木、疼痛等感觉异常，3 个月前又出现步态不稳、左右摇晃、双手指及双足底麻木感，且足底的麻木感逐渐上升至膝关节，1 个月前在行走过程中因双下肢麻木无力以致摔倒，由路人送至当地医院急诊，无视物旋转、耳鸣及听力下降，无四肢抽搐、口吐白沫等。数日后在家属陪护下回国就诊于我院，对在国外医院的诊治情况无法准确描述。发病以来精神、食欲一般，睡眠稍差，两便正常，体重无明显增减。

[既往史]　否认高血压、糖尿病、冠心病病史；否认胃肠道疾

117

病史；否认肝炎、结核等传染病病史，否认手术、输血史，否认食物过敏史。

[个人史] 否认吸烟、饮酒史；否认偏食、节食。

[家族史] 家族中无与患者类似疾病，家族中无遗传性、精神性疾病史。

[查体]

（1）一般检查 生命体征（轮椅入院）及内科查体未见异常。

（2）专科检查 神清语利，理解力、计算力、判断力、定向力、记忆力、自知力正常，脑膜刺激征（－），颅神经（－），肌肉形态正常，双上肢肌力 5 级，双下肢近端肌力 5 级、远端 2 + 级，肌张力正常，指鼻试验尚稳准，跟—膝—胫试验欠稳准，闭目难立征（＋），无不自主运动。双手指末端、双下肢膝关节以下痛觉减退，双下肢位置觉、运动觉、振动觉减退。四肢腱反射（＋＋），双侧巴氏征（＋）。

（3）辅助检查 ①血常规（国外医院）：血红蛋白 99.0 g/L、白细胞 10.4×10^9/L、血小板 321.0×10^9/L。②维生素 B_{12}（国外医院）< 61 pmol/L。③头部 MRI（国外医院）：无灌注减少，无出血或占位效应，中线结构对称，FLAIR 象信号正常，颅内主要动静脉血管流空效应，颅骨及颅外软组织正常，各鼻腔通畅，颅骨及椎体信号正常。④脊椎 MRI（国外医院）：脊髓信号正常，轻度弥漫性骨髓信号异常，无局灶性骨质异常。⑤内因子抗体（－）、抗壁细胞抗体（－）。⑥肌电图：所检肌肉可见失神经电位，主动 MUP 可检出。所测周围神经 MCV 下降，潜伏期延长，SCV 下降，波幅下降。右胫神经、腓神经、正中神经、尺神经 F 波延长，左胫神经 H 反射延长。双上肢体感诱发电位出波尚可，N20 潜伏期延长，N9 潜伏期大致正常。下肢体感诱发电位出波欠佳，P40 潜伏期延长，N8 潜

伏期大致正常。考虑多发周围神经损害（双下肢为著）。

[诊断]

（1）定位诊断　双下肢深感觉减退定位于脊髓后索；双下肢远端肌力差、双侧巴氏征阳性定位于双侧皮质脊髓束；四肢末端浅感觉减退定位于周围神经；综合定位于胸段脊髓及周围神经。

（2）定性诊断　患者系亚急性起病，主要症状体征提示脊髓后索、侧索及周围神经受累，结合维生素 B_{12} 水平明显降低，考虑脊髓亚急性联合变性。

（3）最终诊断　脊髓亚急性联合变性。

[治疗及转归]　肌内注射腺苷钴胺(1.5 mg/次，1 次/天)、维生素 B_1（100 mg/次，2 次/天）及注射用鼠神经生长因子（20 μg/次，1 次/天），口服叶酸片（5 mg/次，1 次/天）及维生素 B_6(10 mg/次，2 次/天)，共 14 天。患者双手指末端麻木完全缓解，双下肢稍感麻木，双下肢无力明显好转，行走时仍有不稳感。查体双下肢肌力4 级，肌张力正常，四肢腱反射（++），双侧巴氏征（±），双下肢痛觉减退较前好转，双下肢运动觉、位置觉正常，振动觉减退，跟—膝—胫试验较稳准，闭目难立征（+），但较入院时明显好转。院外继续肌内注射腺苷钴胺及鼠神经营养因子。

2 个月后门诊复诊时患者双下肢远端仍稍有麻木感，行走基本恢复正常，查体：双下肢肌力 5 级，肌张力正常，四肢腱反射（++），双侧巴氏征（-），双下肢痛觉、运动觉、位置觉、振动觉基本正常，跟—膝—胫试验较稳准，闭目难立征（-），嘱其继续口服甲钴胺（500 μg/次，3 次/天）。

病例分析

脊髓亚急性联合变性是由于体内维生素 B_{12} 含量不足而引起的

中枢和周围神经系统变性的疾病。病变主要累及脊髓后索、侧索及周围神经等，临床表现为双下肢深感觉缺失、感觉性共济失调、痉挛性瘫痪及周围性神经病变等，常伴有贫血的临床征象。本例患者血红蛋白含量及体内维生素 B_{12} 水平的检测提示贫血及维生素 B_{12} 含量严重缺乏，症状和体征提示脊髓后索、侧索及周围神经受累，补充相关维生素治疗后病情逐渐好转趋于正常，是 1 例典型的脊髓亚急性联合变性病例。

维生素 B_{12} 是正常血细胞生成、核酸及核蛋白合成与神经髓鞘形成等生化代谢中必需的辅酶，其缺乏引起核糖核酸合成障碍，影响神经系统代谢及髓鞘合成，造成髓鞘脱失、轴突变性而致病。维生素 B_{12} 缺乏涉及摄入、吸收、结合、转运或代谢障碍等多个环节，临床常见病因有长期严格素食饮食、长期大量饮酒后造成的营养不良、胃大部切除术后或其他胃肠道疾病导致的吸收不良综合征、先天性疾病等。本例患者上述情况均不存在，那么，导致其体内维生素 B_{12} 缺乏的原因是什么呢？

反复追问病史，患者最终承认在国外读书期间有长时间使用"笑气"作为娱乐的情况，在发病前 6 个月每天吸入大量笑气，10 盒/天。笑气，即氧化亚氮，是一种无色、有甜味的气体，因具有镇痛作用，从 19 世纪末便用作吸入性麻醉剂，同时因其具有兴奋作用，近年来尤其在国外被作为娱乐用途，被装在气球或小的金属罐中，吸食后会产生一种游离的、陶醉的状态，从而感到轻松、快乐，甚至出现幻觉。大量长时间的吸食笑气，会不可逆地氧化维生素 B_{12}（钴胺素）中的钴离子，从而影响了维生素 B_{12} 的生理代谢功能，导致巨幼细胞贫血、神经系统脱髓鞘等病变。考虑患者的笑气接触史使维生素 B_{12} 缺乏，导致脊髓亚急性联合变性的发生，停止吸食笑气后，给予大剂量补充维生素 B_{12}，取得了满意的疗效。

📋 病例点评

本例患者从起病、症状体征、辅助检查几方面看，是 1 例典型的脊髓亚急性联合变性，诊断并不困难，与临床典型的、常见的脊髓亚急性联合变性（多在中年后发病、酗酒史或胃病史为常见原因）相比，其特殊之处在于患者为青年人及维生素 B_{12} 缺乏的非常见原因。主管医师正是抓住这两点特殊性，最终追查到了疾病的元凶。

本病例提示我们，对于临床上遇到的非典型的病例，一定要全面详细地询问病史、完善相关检查，这样对于明确疾病的病因和治疗会有积极的作用。

参考文献

1. CHIANG T T, HUNG C T, WANG W M, et al. Recreational nitrous oxide abuse-induced vitamin B_{12} deficiency in a patient presenting with hyperpigmentation of the skin. Case Rep Dermatol, 2013, 5 (2): 186 – 191.

笔记

023
抗 GABAB 受体脑炎

病历摘要

患者，男性，56 岁。主因"发作性抽搐伴意识障碍 7 天，加重 1 天"入院。

[现病史]　患者 7 天前在睡眠过程中突然出现双眼上翻、四肢抽搐，伴牙关紧闭、口吐白沫，呼之不应，持续约数分钟后抽搐缓解，半个小时后意识开始恢复，呼之可回答"嗯、啊"等单字，过程中无舌咬伤及大小便失禁。之后发现记忆力下降，反应迟钝，基本无自发言语。近 3 天来前述症状反复发作 4 次，最后 2 次发作出现小便失禁，且意识一直无恢复，急送医院。急诊室给予地西泮、苯巴比妥钠对症处理后以"癫痫持续状态查因"收住入院。病程中否认有发热、恶心、呕吐等异常。

笔记

［既往史］ 高血压史6年，最高160/100 mmHg，未规律服药。否认传染病史，否认糖尿病史，否认心脏病史，否认手术、外伤及输血史，否认食物、药物过敏史。预防接种史不详。

［个人史］ 吸烟史20年，1包/天，否认饮酒史，无毒物、粉尘及放射性物质接触史。无疫区接触史，生活规律，无冶游史。

［婚育史］ 适龄结婚，配偶健康，育有1子2女(健康状况良好)。

［家族史］ 否认家族遗传性、免疫性、精神性疾病史。

［查体］

（1）一般检查 生命体征及内科查体未见异常。

（2）专科检查 神志呈嗜睡状，唤醒后目光呆滞，问话不答，偶有含糊发声，答非所问，注意力欠集中，记忆力、定向力、计算力不配合；颈强直，颏胸距3横指，克氏征、布氏征（-）；双瞳孔等大等圆，直径约3 mm，对光反射灵敏，眼球各向活动欠合作；双侧额纹鼻唇沟对称；四肢肌力检查欠合作，肌张力正常，腱反射正常；指鼻试验及跟—膝—胫欠合作，无不自主运动；双巴氏征未引出。

（3）辅助检查 ①头部CT：未见异常。②心电图：窦性心律，正常心电图。③头部MRI：双侧半卵圆中心、侧脑室旁缺血灶，MRA未见明显异常（图23-1）。④脑电图：背景脑波慢化；前头部5 Hz左右的θ节律持续发放；右侧中央、顶区不典型的尖波、宽大的尖慢复合波、δ波散发（图23-2）。⑤腰椎穿刺：脑脊液无色透明，初压132 mmH$_2$O，末压52 mmH$_2$O，常规、生化未见异常，病毒系列未见异常，抗GABAB抗体IgG为1:32（血液抗GABAB抗体IgG为1:10）。⑥胸部增强CT：左肺下叶结节、肺门及纵隔淋巴结肿大、双侧胸膜增厚（请呼吸科会诊建议进一步行支气管镜下淋巴结活检，患方拒绝）（图23-3）。

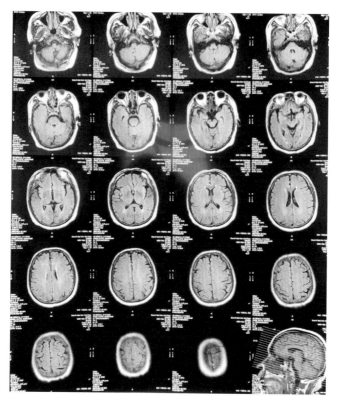

图 23 -1　头部 MRI

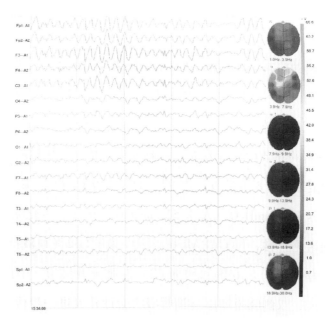

图 23 -2　脑电图

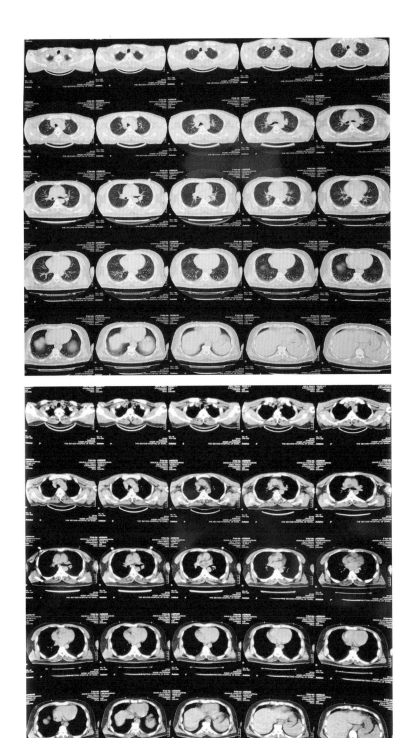

图 23 -3 胸部增强 CT

[诊断]

（1）定位诊断　患者主要表现为发作性抽搐伴意识障碍，定位于广泛大脑皮层。查体颈抵抗，颏胸距 3 横指，布氏征、克氏征（-），考虑累及脑膜。

（2）定性诊断　患者老年男性，主要表现为反复的痫性发作，结合首发年龄，考虑继发性癫痫。急性起病，进行性加重，存在脑膜刺激征及痫性发作间期有记忆力下降、精神行为异常等症状，考虑颅内感染尤其是病毒性脑膜脑炎不能除外，另外还要考虑是否存在自身免疫性脑炎的可能，可行头部 MRI，腰椎穿刺等辅助检查寻求病因。

（3）最终诊断　抗 GABAB 受体脑炎。

[治疗及转归]　入院后给予镇静、抗病毒、抗感染、脱水等对症经验性治疗，确诊后给予甲泼尼龙 500 mg，联合静丙球 0.4 g/kg 冲击治疗 5 天，后停用静丙球逐渐减少激素用量，患者神志逐渐恢复清楚，认知功能较前明显好转，回答问题、识别家属基本正确，但短时记忆力仍差。治疗 5 天后复查脑电图：背景脑波慢波化，前头部 θ 节律间断或持续发放（图 23-4）。治疗 10 天后复查腰椎穿刺：脑脊液抗 GABAB 抗体 IgG 为 1:10。

病例分析

抗 GABAB 受体脑炎是一种细胞表面抗体介导的自身免疫性疾病，GABAB 受体是由 GABAB1 和 GABAB2 两个亚基组成的 G 蛋白偶联受体，广泛分布于脑和脊髓，分布水平最高的在大脑皮层、海马、丘脑和小脑。此病多见于中老年男性，以急性或亚急性起病的癫痫发作、认知或精神状态改变为主要表现。

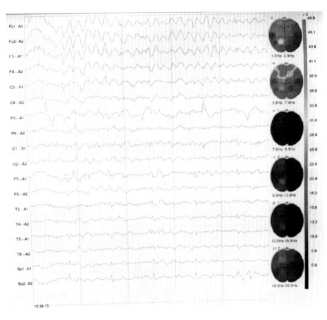

图23-4　治疗后5天复查脑电图

该患者病初主要表现是急性起病的痫性发作，伴有认知减退，MRI检查未发现明显异常，因此诊断最首先想到的是颅内感染性疾病，尤其是病毒性脑膜脑炎，给予了经验性的抗病毒治疗，但仍缺乏支持性的证据，如发热、头痛、血象异常等，也正因此，促使进一步的脑脊液免疫学方面的检查，最终确诊自身免疫性脑炎——抗GABAB受体脑炎。

自身免疫性脑炎多合并有潜在肿瘤，抗GABAB受体脑炎患者以小细胞肺癌为主，该患者进行了胸部增强CT扫描，提示存在相关肿瘤的可能，但患者家属拒绝进一步检查明确成为憾事。

目前国外学者主张一旦血清或脑脊液检测到抗体即进行免疫治疗，且抗GABAB受体脑炎对免疫治疗反应良好，本例患者经丙种球蛋白及糖皮质激素治疗，脑部症状改善效果较为理想，但因存在肺部肿瘤的可能，长时间的预后恐难乐观。

笔记

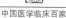
🏥 病例点评

　　自身免疫性脑炎为非感染性脑炎，约占所有脑炎的20%，常以癫痫发作、记忆障碍和精神行为异常为主要特征，故曾极易被误诊为病毒性脑炎，目前该病已被大多神经科医师所熟知。需要注意的是自身免疫性脑炎，尤其是抗 GABAB 受体脑炎早期可能以癫痫发作为唯一表现，甚至出现癫痫持续状态，目前国际抗癫痫联盟也已将免疫因素作为致病的六大病因之一，这就要求对临床上新近出现的癫痫发作应该考虑到自身免疫性脑炎的可能，尽早进行自身免疫性脑炎抗体谱的检测，而因自身免疫性脑炎多合并有潜在肿瘤，还要及时行肿瘤指标的筛查。

参考文献

1. BETTLER B，KAUPMANN K，MOSBACHER J，et al. Molecular structure and hysiological functions of GABA（B）receptors. Physiol Rev，2004，84（3）：835 – 867.

2. HOFTBERGER R，TITULAER M J，SABATER L，et al. Encephalitis and GABAB receptor antibodies：novel findings in a new case series of 20 patients. Neurology，2013，81（17）：1500 – 1506.

3. LANCASTER E，LAI M Z，HUGHES E，et al. Antibodies to the GABAB receptor in limbic encephalitis with seizures：case series and characterisation of the antigen. Lancet Neurol，2010，9（1）：67 – 76.

笔记